首都医科大学附属北京地坛医院

肝脏疾病合并感染

病 例 精 解

金荣华 ◎ 总主编

谢 雯 段雪飞 ◎ 主 编

科学技术文献出版社

SCIENTIFIC AND TECHNICAL DOCUMENTATION PRESS

·北京·

图书在版编目（CIP）数据

首都医科大学附属北京地坛医院肝脏疾病合并感染病例精解 / 谢雯，段雪飞主编. —北京：
科学技术文献出版社，2024.3
ISBN 978-7-5235-1158-9

Ⅰ.①首… Ⅱ.①谢… ②段… Ⅲ.①肝疾病—并发症—病案—分析 Ⅳ.① R575

中国国家版本馆 CIP 数据核字（2024）第 019080 号

首都医科大学附属北京地坛医院肝脏疾病合并感染病例精解

策划编辑：蔡　霞　　责任编辑：帅莎莎　　责任校对：张吲哚　　责任出版：张志平

出　版　者	科学技术文献出版社
地　　　址	北京市复兴路15号　邮编　100038
编　务　部	（010）58882938，58882087（传真）
发　行　部	（010）58882868，58882870（传真）
邮　购　部	（010）58882873
官 方 网 址	www.stdp.com.cn
发　行　者	科学技术文献出版社发行　全国各地新华书店经销
印　刷　者	北京虎彩文化传播有限公司
版　　　次	2024 年 3 月第 1 版　2024 年 3 月第 1 次印刷
开　　　本	787×1092　1/16
字　　　数	148千
印　　　张	14
书　　　号	ISBN 978-7-5235-1158-9
定　　　价	118.00元

首都医科大学附属北京地坛医院病例精解

编委会

首都医科大学附属北京地坛医院
肝脏疾病合并感染
病例精解

主编简介

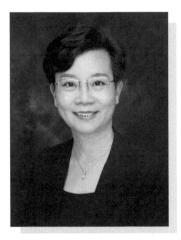

谢雯

    医学学士，主任医师，教授，博士研究生导师，首都医科大学附属北京地坛医院、国家传染病医学中心（北京）肝病中心主任。兼任北京医学会肝病学分会候任主任委员，中国防痨协会结核病与肝病专业分会副主任委员，中国毒理学会临床毒理专业委员会副秘书长，中华医学会肝病学分会肝炎学组委员，中华医学会肝病学分会药物性肝病学组委员，国家自然科学基金评审专家，《肝脏》《临床肝胆病杂志》等多家杂志编委及多家 SCI 杂志审稿专家。从事肝脏疾病临床及基础研究工作 38 年，主持及参与国家自然科学基金 5 项，主持北京市科学技术委员会及首都医学发展科研基金重点支持项目及面上项目 8 项。重点研究领域为失代偿期肝硬化患者的再代偿研究，以及脂肪性肝病、药物性肝损伤的临床及基础研究。曾获北京市医院管理中心优秀共产党员荣誉称号。以第一作者及通讯作者（含共同）发表 SCI 文章 21 篇（含 *Journal of Hepatology*、*Clinical Gastroenterology and Hepatology*、*Cellular and Molecular Life Sciences* 等杂志）；主编及参编专著 8 本。

主编简介

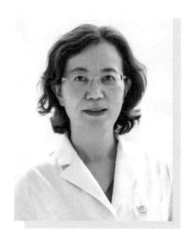

段雪飞

医学博士，主任医师，硕士研究生导师，首都医科大学附属北京地坛医院、国家传染病医学中心（北京）综合科主任。社会任职包括北京医学会肝病学分会委员、北京医师协会感染病专科医师分会理事、北京亚太肝病诊疗技术联盟北京联盟常务理事、北京市健康科普专家、中日医学科技交流协会医药发展与健康促进分会委员，并担任《中华全科医师》杂志编委、《中华肝脏病》杂志特邀编委。从事肝病及感染性疾病临床、教学、科研工作28年，擅长包括各型病毒性肝炎、自身免疫性肝病、酒精性肝病、药物性肝病、各种肝脏感染性疾病的临床诊治，主持并参与省部级、国家级科研课题多项，入选北京市卫生系统高层次公共卫生技术人才。发表中文核心期刊及SCI论文40余篇，主编及参编医学著作8本。

序　言

疾病诊疗过程，如同胚胎发育过程，是在临床实践的动态变化中孕育、萌发、生长和长成。这一过程需要逻辑思维和临床推理，充满了趣味和挑战。临床医生必须知道如何依据基础病理生理学知识来优先选择检查项目并评估获得的信息，向患者提供安全、可靠和有效的诊疗。

患者诊疗问题的解决，一方面，离不开医生与患者面对面的沟通交流；另一方面，在以上基础上进行临床推理（涉及可清晰描述的、可识别的和可重复的若干项启发性策略），这一过程包括最初设想的形成、一种或多种假设的产生、问诊策略的进一步扩展或优化，以及适当临床技能的应用，最终找到病症所在。

以案为思，以案促诊。"首都医科大学附属北京地坛医院病例精解"丛书中的每个病例都按照病历摘要、病例分析和病例点评进行编写。读者从中可以了解到在获得病史、体格检查信息后，辅助检查项目和诊断措施在每个病例完整资料库的构建中各自所起的作用和相对的价值。弄清主诉的细节，决定哪些部位和功能需要检查，评估所得到的信息，并决定还需要做些什么。书中也有部分疑难病例给出了大量的病症确诊技术应用实例，而这些技术正是临床医生应该带入临床思维活动中并学会选择的。病例分析和病例点评呈现的是临床医生的逻辑思维与积累的临床经验的融合及应用，也包括新技术的应用和对疾病的新认知，鼓励读者在阅读每个案例后提出自己的逻辑推理，然后与编者的逻辑相比较，以便训练自己的诊疗技能，尽可能避免使用不必要的诊断措施。

　　"地坛人"与传染病和感染性疾病的斗争历经 76 载风雨，医院由单一的传染病科发展成为集防、治、保、康为一体的大型综合医院，以治疗与感染和传染相关的急、慢性疾病为鲜明特点，在临床诊疗中积累了丰富的病例资源。本丛书各分册编委会结合感染性疾病和本学科疾病谱特点，力争展现在诊疗中如何获得并处理患者信息，正确使用临床诊断技巧，得出合理、可信的诊断结论，制订诊疗计划，关注患者结局，提升患者就医体验和减轻患者疾病负担。以丛书形式出版旨在体现临床学科特点，与广大同人分享宝贵经验，拓展临床思维，提升诊疗水平，惠及更多的患者。

　　本丛书的编写凝聚了首都医科大学附属北京地坛医院专家们的智慧，得到了密切合作的兄弟医院的专家们的大力支持与帮助，在此表示衷心的感谢。由于近年来工程科学与计算和信息科学进一步结合，推动了生命科学和生物技术的发展，新技术、新材料、新方法不断涌现，加之临床思维又是一个不断精进的过程，而我们也受知识所限，书中不足在所难免，诚望同人批评指正。

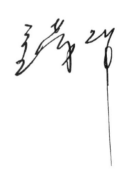

前　言

中医论述脏器的顺序通常是"肝、心、脾、肺、肾"，为什么把肝放在第一位？因为肝脏有着全身脏器中最强大的功能：代谢功能、分泌和排泄胆汁功能、解毒功能、合成功能、免疫调节功能等。因此，在临床上肝脏疾病的发生可能导致其他脏器损伤，感染性疾病的发生也可能导致或者加重肝脏的损伤。

2017 年全球疾病负担研究报告显示，全球共有乙型肝炎病毒感染者 3.25 亿，我国约有乙型肝炎病毒感染者 9300 万人；全球共有 1060 万失代偿期肝硬化患者，1.12 亿代偿期肝硬化患者，其中肝硬化相关死亡人数每年达 132 万人，约占全球总死亡人数的 2.4%。

随着科学技术的发展，特别是分子生物学、病毒学和免疫学技术的发展，人们在病毒性肝炎及其相关性疾病的发病机制、临床特征、疾病诊断、治疗和预防等研究方面取得了较大的进展，肝脏疾病相关书籍的出版发行也为临床医务工作者提供了系统的肝脏病学科相关的新理论、新观点、新技术和新方法。

首都医科大学附属北京地坛医院作为建院 70 余年的三级甲等医院，肝病中心始终是医院发展的重点学科。尤其在获得国家传染病医学中心（北京）资质的今天，肝脏疾病的精准医疗是我院肝病专业的追求方向。本书呈现的 30 个病例，聚焦在肝脏疾病基础上出现感染相关疾病的诊治，同时涉及其他感染性疾病诊治过程中出现的肝脏损伤；既有常见疾病的规范诊疗，也涉及罕见、少见肝脏疾病的临床思维模式的梳理。

本书由肝病中心肝病一科、综合科同人及部分从事管理工作的资深临床医生共同编撰，他们将国内外肝脏病学科的相关新理论、新观点与自己多年来在医教研工作中取得的经验与成果相结合，呈现给大家主题突出、切合临床、实用性强的病例精解。全书包括病毒感染性肝脏疾病、HBV 再激活及停药复发、肝炎肝硬化相关并发症、病毒性肝病合并感染、细菌感染性肝脏疾病、罕见遗传代谢性疾病合并感染、药物性肝损伤相关感染 7 个章节；既涵盖了病毒性肝炎、肝脓肿等常见感染性肝脏疾病，又纳入了肝脏疾病合并细菌、真菌、病毒甚至螺旋体等多种病原体感染；所涉及的肝脏疾病既有常见的病毒性肝病、药物性肝病、酒精性肝病，还有少见的自身免疫性肝病、肝豆状核变性、IgG_4 相关疾病、肝窦阻塞综合征等，内容丰富，精彩纷呈。每个病例先由主管医师以完整的临床诊治经过为主线，按照病史、体征、辅助检查、诊断及诊断依据、治疗及随访的思路整理出病历摘要，再由上级医师结合最新诊治指南、诊疗规范、专家共识进行病例分析，最后由主任医师进行病例点评，总结该病例诊治过程中的亮点与难点、经验与教训，思路清晰，层次分明，希望能帮助读者们拓展临床思维，提高鉴别诊断的能力，了解学科进展。

　　现代临床医学是最复杂的知识领域之一，医学科学的飞速发展也会带来知识点的不断更新。此外，由于编著人员较多，加之编者学术水平有限，书中内容、格式难免出现错误。恳请广大读者批评指正，提出宝贵意见及建议。

　　本书由各位专家精心撰写，在编写过程中得到医院的大力支持，并得到出版社编辑们的悉心帮助，在此一并表示衷心的感谢！

于北京

目　录

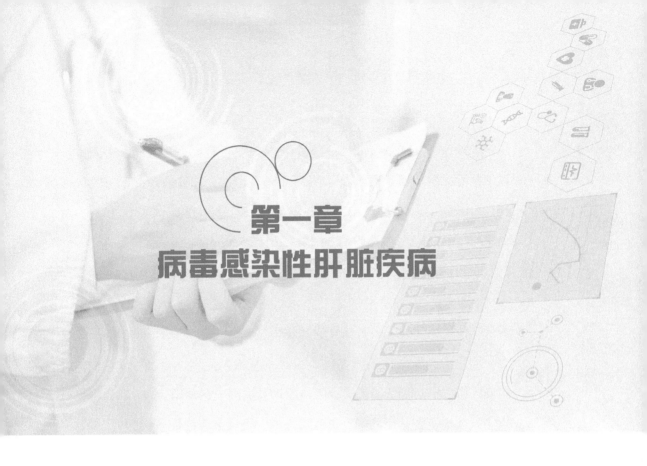

第一章 病毒感染性肝脏疾病

病例1 急性甲型病毒性肝炎

病历摘要

【基本信息】

患者，男，21岁，主因"间断发热3天，乏力、尿黄4天"门诊以"肝功能异常"收入院。

现病史：患者1周前进食后出现腹胀，伴腹痛，为持续性钝痛，后发热，体温最高38 ℃，伴轻度畏寒，无寒战，感恶心，未吐，1天后出现腹泻，为黄色欠成形软便，就诊附近医院，予以退热、止吐治疗。4天前患者体温恢复正常，出现乏力、厌油，食欲明显下降，尿色加深，如"浓茶"，大便色黄，性状恢复正常。1天前患者再次就诊于附近医院，检查血常规：WBC 2.86×10^9/L，HGB 150 g/L，PLT 161×10^9/L；肝功能：ALT 1869 U/L、AST 1606 U/L、CK 91 U/L，CREA 72 μmol/L，血淀粉酶 84 U/L，血糖 5.55 mmol/L。为进一步诊治收入我院。

既往史：患者平素体健，否认高血压、冠心病、糖尿病病史，否认其他传染病病史，否认食物、药物过敏史，否认手术、外伤史。

个人史：发病前去过埃及，20天前从埃及返回北京。否认地方病疫区居住史，否认冶游史，否认吸烟及饮酒史，未婚。

家族史：否认家族中有类似病患者，否认家族遗传病病史。

【体格检查】

T 36.9 ℃，P 78次/分，R 14次/分，BP 120/80 mmHg。急性病容，神志清楚，皮肤、巩膜中度黄染，双肺呼吸音清，未闻及干湿啰音及胸膜摩擦音。心界不大，心率78次/分，心律齐，各瓣膜听诊区未闻及病理性杂音，腹部平坦，肝脏未触及肿大，脾脏肋下2 cm，全腹无压痛及反跳痛，移动性浊音阴性，双下肢无水肿。生理反射存在，病理反射未引出。

【辅助检查】

血常规：WBC 2.60×10^9/L，NE% 35.72%，HGB 151.0 g/L，PLT 205.0×10^9/L；肝功能：ALT 1628.0 U/L，AST 751.1 U/L，TBIL 158.7 μmol/L，DBIL 120.4 μmol/L，ALB 45.3 g/L，GGT 150.4 U/L，ALP 117.7 U/L，CHE 5613 U/L；电解质＋肾功能：K$^+$ 3.72 mmol/L，Na$^+$ 138.5 mmol/L，Cl$^-$ 101.6 mmol/L，eGFR 132 mL/（min · 1.73 m^2），CREA 65.3 μmol/L，URCA 425.0 μmol/L，GLU 5.40 mmol/L；凝血：PTA 67.0%；乙肝五项：HBsAg 0.00 IU/mL，HBsAb 48.39 mIU/mL，

HBeAg 0.44 S/CO，HBeAb 1.67 S/CO，HBcAb 0.09 S/CO；抗 HCV：0.05 S/CO；甲、丁、戊肝系列：ANTI-HAV-IgM 阳性，HDV-Ag 阴性，ANTI-HDV-IgG 阴性，ANTI-HDV-IgM 阴性，ANTI-HEV-IgM 阴性；EB 病毒抗体：阴性；AFP：2.1 ng/mL；腹部彩超：肝实质回声偏粗，脾大，门静脉血流检查未见明显异常。

【诊断及诊断依据】

诊断：病毒性肝炎（甲型、急性黄疸型）；粒细胞减少；窦性心律不齐。

诊断依据：患者为青年男性，既往无肝炎病史，急性起病，发热、乏力、尿黄为主要表现。查体：皮肤、巩膜中度黄染，慢性肝炎征象阴性。实验室检查：肝功能异常，ANTI-HAV-IgM 阳性，其他肝炎病毒标志物阴性。综上所述，考虑诊断：病毒性肝炎（甲型、急性黄疸型）。患者入院以来粒细胞呈持续下降趋势，考虑不排除与病毒感染有关，密切监测，警惕粒细胞缺乏发生。心电图提示窦性心律不齐，无不适，诊断成立。

【治疗及随访】

入院后予甘草酸制剂保肝治疗、重组人粒细胞刺激因子升白细胞等治疗后，患者食欲明显改善，乏力、腹痛缓解，无恶心、呕吐，体温正常。入院 2 周时查体：脾脏肋下 1 cm。复查血常规：WBC 3.48×10^9/L，HGB 127.3 g/L，NE 0.93×10^9/L；肝功能：ALT 14.9 U/L，AST 27.0 U/L，TBIL 63.8 μmol/L，DBIL 50.3 μmol/L，ALB 38.3 g/L。肝功能及粒细胞均明显恢复，病情好转出院，于门诊随诊。

病例分析

甲型病毒性肝炎是由甲型肝炎病毒感染引起的一种传染病，主要通过粪－口途径传播，临床主要表现为乏力、食欲减退、肝大、肝功能异常、黄疸等；好发于儿童和青少年，主要表现为急性肝炎，病程为自限性，无慢性化。随着甲肝疫苗的普及，甲型肝炎的流行得到有效的控制，但仍可见散发病例。

根据患者的临床特点，甲型肝炎可分为以下 7 种类型：①急性黄疸型：整个病程分为黄疸前期、黄疸期和恢复期。大多数患者以发热起病，随后出现乏力、食欲缺乏、厌油、恶心、呕吐等不适，并伴有小便颜色逐渐加深至浓茶样。黄疸期患者自觉上述症状稍好转，患者巩膜、皮肤逐渐出现黄染，血清胆红素和转氨酶明显升高，并伴有明显肝大。恢复期患者上述症状减轻直至消失，肝功能逐渐恢复正常。②急性无黄疸型：主要以乏力和消化道症状为主，血清转氨酶明显升高。③亚临床型：此型患者无明显临床症状，但肝脏生化检查有轻度异常。④隐性感染：多见于儿童，一般无症状及体征，血清转氨酶正常，但血清 ANTI-HAV-IgM 阳性，粪便中可检出甲型肝炎病毒。⑤急性重型甲型肝炎：此型起病急，发展快，病死率高，但发病率低，如不接受肝脏移植手术，一般很难存活。⑥急性淤胆型甲型肝炎：主要表现为肝内胆汁淤积，黄疸较深，持续时间久，而消化道症状较轻。⑦甲型肝炎复发：少数患者有复发现象，一般在首次发病后的 4～15 年复发，复发后症状、体征及转氨酶异常均比首次发作时要轻，但一般不会转为慢性。

本例患者为青年男性，急性起病，发热、乏力、尿黄为主要表现。查体显示皮肤、巩膜中度黄染，实验室检查显示肝功能异常，

笔记

符合急性肝损伤表现。ANTI-HAV-IgM 阳性，其他肝炎病毒标志物阴性。综上所述，考虑病毒性肝炎（甲型、急性黄疸型）。给予补液、保肝、升白等对症治疗后，患者食欲明显改善，乏力、腹痛缓解，肝功能及粒细胞均明显恢复，病情好转出院，于门诊随诊。

任娜教授病例点评

该患者间断发热 3 天，乏力、尿黄 4 天，因"肝功能异常"就诊于肝病科。入院后完善相关检查，发现 ANTI-HAV-IgM 阳性，除外其他嗜肝病毒感染，除外酒精性肝病、药物性肝损伤及自身免疫性肝病等，结合上述临床表现，考虑病毒性肝炎（甲型、急性黄疸型）诊断明确，给予积极补液、保肝治疗后，患者食欲明显改善，乏力、腹痛缓解，肝功能逐渐恢复。患者住院期间出现粒细胞减少，根据既往病史，除外遗传/先天性因素，除外恶性肿瘤等疾病，首先考虑与病毒感染有关，予以重组人粒细胞刺激因子肌内注射后，患者粒细胞较前逐渐升高，继续检测患者血常规，粒细胞逐渐恢复，支持上述诊断。因此，我们在临床工作中需要重视病毒感染继发的血液系统异常，必要时需要骨髓穿刺检查协助诊断，警惕出现粒细胞缺乏、再生障碍性贫血等严重情况。

【参考文献】

1. 葛均波，徐永健，王辰 . 内科学 [M].9 版 . 北京：人民卫生出版社，2018：388-391.

2. 李兰娟、任红 . 传染病学 [M].9 版 . 北京：人民卫生出版社，2018：25-49.

（王芸）

病例 2 急性丙型病毒性肝炎

病历摘要

【基本信息】

患者，男，37 岁，主因"上腹部胀满不适、尿黄 7 天"门诊以"肝功能异常"收入院。

现病史：患者 7 天前自觉进食后上腹部胀满不适，尿色加深，无恶心、呕吐，无腹痛、腹泻，进食量减少，体力尚可，1 天前于外院查肝功能提示 ALT 989 U/L、AST 800.4 U/L、TBIL 29.9 μmol/L、DBIL 8.7 μmol/L、ALB 51.2 g/L、GGT 54.8 U/L，HBsAg、抗 HCV、RPR、抗 HIV 均为阴性，给予保肝药物治疗，后为进一步诊治转至我院。

流行病学史：否认经常外出就餐，否认输血及血制品应用史。患者为医生，住院前 2 个月有丙肝患者职业暴露史，预防接种史不详。

既往史：否认高血压、糖尿病、冠心病等慢性病病史，否认其他传染病病史，否认食物、药物过敏史，否认手术史。

个人史：否认吸烟史，无长期大量饮酒史。已婚。

家族史：否认家族遗传性疾病史。

【体格检查】

T 36.5 ℃，P 78 次 / 分，R 18 次 / 分，BP 110/70 mmHg。神志清楚，精神正常，正常面貌，体型适中，巩膜无黄染，肝掌阴性，蜘蛛痣阴性，全身浅表淋巴结未触及肿大，颈软，心肺（－），腹部饱满，腹软，全腹无压痛、反跳痛，Murphy 征阴性，移动性浊音阴性，肝区叩击痛阴性，肠鸣音 4 次 / 分，双下肢无水肿。

笔记

【辅助检查】

血常规：WBC 5.54×10^9/L，NE% 58.60%，HGB 171.10 g/L，PLT 239.00×10^9/L。

电解质 + 肾功能：K^+ 3.8 mmol/L，Na^+ 141.9 mmol/L，Cl^- 103.9 mmol/L，Ca^{2+} 2.3 mmol/L，BUN 4.18 mmol/L，CREA 77.0 μmol/L，GLU 5.17 mmol/L。肝功能：ALT 1332.8 U/L，AST 593.9 U/L，TBIL 28.5 μmol/L，DBIL 12.0 μmol/L。凝血功能：PTA 76%。辅助性 T 细胞亚群：$CD3^+$ $CD4^+$ 319 cells/μL。

嗜肝病毒学：丙肝病毒抗体 1.94 S/CO，HAV-IgM（－），HDV-IgM（－），HEV-IgM（－）；乙肝五项：HBsAg（－），HBsAb（＋），HBeAg（－），HBeAb（－），HBcAb（－）。（超敏）HCV-RNA：6.54×10^6 IU/mL。丙型肝炎病毒基因分型：2a 型。丙肝病毒抗体：12.00 S/CO。

腹部超声检查：肝内门管鞘系统回声稍增强，肝内钙化灶，门静脉未见明显异常。

【诊断及诊断依据】

诊断：病毒性肝炎（丙型、急性黄疸型）。

诊断依据：患者青年男性，既往无明确肝炎病史，急性起病，病程小于 6 个月，发病前有丙肝职业暴露，主要临床表现为腹胀、尿黄，查体肝掌及蜘蛛痣均阴性，腹部无明显阳性体征，实验室检查肝功能异常，转氨酶及黄疸值明显上升，丙肝抗体阳性，同时查甲、乙、丁、戊肝抗体均阴性，自身免疫性肝病抗体阴性，诊断明确。

【治疗及随访】

入院后患者消化道症状明显，表现为上腹胀满，餐后明显，食欲缺乏，无发热，无恶心、呕吐。嘱多休息，清淡饮食，少食多餐。治疗上，给予复方甘草酸苷抗炎保肝、还原型谷胱甘肽清除氧自由基、多烯磷脂酰胆碱稳定肝细胞膜治疗。明确诊断后，患者病毒载量高，给予聚乙二醇干扰素（polyethylene glycol interferon，PEG-IFN）α-2b 80 μg，每周 1 次，皮下注射，联合利巴韦林 300 mg，每日 3 次，口服抗病毒治疗。患者耐受性较好，持续该方案抗病毒治疗共 24 周。经治疗，患者一般情况逐渐好转，消化道症状消退，食欲改善，复查肝功能逐渐恢复正常。治疗 2 周后复查（超敏）HCV-RNA 下降至 7.91×10^1 IU/mL，3 个月复查（超敏）HCV-RNA 低于检测下限，丙肝病毒抗体 12.00 S/CO。半年后复查 HCV-RNA 检测不到（检测下限 20 IU/mL）。

病例分析

患者青年男性，职业为医生，有较明确的 HCV 职业暴露史，以上腹部胀满、尿黄起病，于外院检查发现肝功能异常，进一步检查丙肝病毒抗体、HBsAg 均阴性，后转至我院。入院查丙肝抗体仍阴性，但检测 HCV-RNA 提示复制活跃。患者否认慢性肝病病史，但 2 个月前有丙型肝炎患者职业暴露史，结合发病过程及实验室检查结果，考虑急性丙型肝炎病毒感染。

对于急性丙型肝炎的治疗，2014 年我国尚未批准直接抗 HCV 药物用于治疗急性丙型肝炎。推荐的治疗方案为干扰素联合利巴韦林治疗，PEG-IFN α-2b 联合利巴韦林治疗急性丙型肝炎能在一定程度上阻止其慢性化及肝纤维化。病毒血症持续 3 个月以内的患者用上述方案治疗效果显著好于病毒血症持续 3 ～ 6 个月的患者。而后者治疗后病情容易复发。

本例患者流行病学史明确，职业暴露时间距离发病时间为 8 周

笔记

左右，肝功能显著异常，HCV-RNA 复制活跃，给予 PEG-IFNα-2b 联合利巴韦林抗病毒治疗，疗效显著。现今已进入直接抗病毒药物时代，可以考虑直接抗病毒药物的治疗方案。

📋 马烈教授病例点评

这是一例典型的急性丙型肝炎的病例，患者有 HCV 职业暴露史，发病急，明显的消化道症状伴尿黄，实验室检查肝功能异常，病原学检查丙肝病毒抗体及 HCV-RNA 阳性。该病例诊断明确，治疗也比较及时，在保肝治疗的基础上积极给予 PEG-IFNα-2b 联合利巴韦林治疗，很快患者 HCV-RNA 转阴，随后肝功能恢复正常，抗 HCV 亦转阴，真正达到临床痊愈。我们知道丙型肝炎的慢性率可达 50%～85%，因此在急性期积极的抗病毒治疗是预防丙型肝炎慢性化最好的措施，可以降低慢性化后进展到肝硬化、肝癌的风险。现在丙型肝炎已进入直接抗病毒药物治疗时代，直接口服抗病毒药物有更明确的抗病毒效果和更少的副作用。

【参考文献】

1. 赵华，金航云，潘统桧，等 . 聚乙二醇干扰素 α-2b 联合利巴韦林治疗不同发病时间急性丙型肝炎的疗效评价 [J]. 检验医学，2015，30（10）：975-979.

2. 赵宁，李智伟 . 急性丙型肝炎的诊断及治疗 [J]. 临床肝胆病杂志，2014，30（6）：489-492.

3. 中华医学会肝脏病学分会 . 丙型肝炎防治指南（2019 年版）[J]. 临床肝胆病杂志，2019，35（12）：2670-2686.

（刘丽改）

病例 3　慢性乙型病毒性肝炎

📋 病历摘要

【基本信息】

患者，男，42岁，主因"发现乙肝表面抗原阳性伴转氨酶升高2年"收入院。

现病史：患者2年前体检发现乙肝表面抗原阳性，伴转氨酶轻度升高，ALT 50～60 U/L，无恶心、呕吐，无腹胀、腹痛，无乏力、纳差，无肝区不适等，未予特殊治疗，动态观察。半年前转氨酶有升高趋势，ALT 200 U/L左右，仍未诊治。4天前复查肝功能：ALT 329 U/L，AST 187 U/L，TBIL 15.8 μmol/L；乙肝五项：HBsAg > 250 IU/mL，HBeAg 16.345 S/CO，HBcAb 10.6 S/CO，乙肝病毒定量 7.66×10^7 IU/mL。患者病程中无咳嗽、咳痰，无发热、皮疹，无恶心、呕吐、腹胀、腹痛、腹泻，无乏力、肝区不适等，现为进一步治疗入院。

既往史：否认高血压、冠心病、糖尿病病史，否认食物、药物过敏史，否认手术、外伤史。

个人史：否认经常外出就餐，否认输血及血制品应用史。否认吸烟史，否认饮酒史。

家族史：外婆患有乙型病毒性肝炎，并因肝癌去世。有一哥哥患有乙型病毒性肝炎。母亲是否患病不详。

【体格检查】

神志清楚，双侧巩膜无黄染，肝掌阳性，未见蜘蛛痣，双肺呼吸音清，未闻及干湿啰音及胸膜摩擦音。心界不大，心律齐，各瓣膜听诊区未闻及病理性杂音，腹部平坦，全腹无压痛及反跳痛，肝脾未触及，肝区叩痛阴性。移动性浊音阴性。双下肢无水肿。

【辅助检查】

全血细胞分析：WBC 4.31×10^9/L，NE% 60.30%，HGB 151.0 g/L，PLT 214.0×10^9/L。乙肝表面抗原：7294.40 IU/mL。HBV 基因分型：c 型。肝功能：ALT 130.6 U/L，AST 85.7 U/L，DBIL 6.9 μmol/L。甲状腺激素及甲状腺球蛋白抗体、促甲状腺素受体抗体、甲状腺过氧化物酶抗体无异常。自身免疫相关抗体全阴性。AFP：19.6 ng/mL。甲型肝炎抗体、丙型肝炎抗体、戊型肝炎抗体均阴性。EB-IgM 抗体、CMV-IgM 抗体阴性。

肝脏弹性测定：11.3 kPa。腹部超声：肝实质回声偏粗，胆囊壁毛糙，胆囊多发息肉。胸部正位片：双肺、心膈未见明显异常。心电图：窦性心律，正常心电图。

眼科会诊：诊断"双眼屈光不正"，建议眼科随诊。眼底未见异常。

【诊断及诊断依据】

诊断：慢性乙型病毒性肝炎。

诊断依据：患者青年男性，隐匿起病，有乙肝家族史。临床症状虽不明显，但乙肝表面抗原阳性伴间断转氨酶升高 2 年，查体可见肝掌阳性，近期肝功能明显异常，乙肝五项显示 HBsAg > 250 IU/mL、HBeAg 16.345 S/CO、HBcAb 10.6 S/CO，乙肝病毒定量 7.66×10^7 IU/mL，病毒复制活跃，慢性乙型病毒性肝炎诊断成立。完善检查后排除了其他嗜肝病毒及非嗜肝病毒感染，以及脂肪肝、酒精肝等其他可能损肝因素。

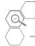
【治疗及随访】

入院后给予常规护肝治疗，完善检查排除干扰素禁忌证，给予"PEG-IFN-α 180 μg、皮下注射、每周 1 次"的抗病毒治疗。注射后患者无发热、浑身酸痛等不适。皮下注射第一针 1 周后复查血常规：WBC 3.35×10⁹/L，NE 1.52×10⁹/L，给予利可君升白细胞，肝功能好转后出院，继续使用干扰素抗病毒，定期门诊复查。

该患者行干扰素抗病毒治疗期间，按照指南推荐意见密切随访：血常规检测在治疗第 1 个月每 1～2 周 1 次，稳定后每月 1 次；肝脏生物化学检查每月 1 次；甲状腺功能和血糖值检测每 3 个月 1 次；乙肝病毒标志物检测每 3 个月 1 次；腹部超声、甲胎蛋白、肝脏硬度值、自身抗体检测每 6 个月 1 次。患者对干扰素耐受良好，仅有白细胞的轻度下降及治疗早期 ALT 升高，均给予对症治疗，余无异常不良反应。而疗效方面，治疗 12 周即实现了 e 抗原血清学转换，见表 3-1。在治疗第 36 周时出现短暂 HBsAg 滴度上升，跟患者沟通后继续干扰素治疗，HBsAg 逐渐下降，至 90 周时实现 HBV DNA ＜ 20 IU/mL。但在 94 周时出现 HBV DNA 的波动，遂采用间断治疗方案，暂停干扰素，换用恩替卡韦（entecavir，ETV）维持治疗。12 周后，即患者抗病毒治疗疗程的第 106 周，开始恩替卡韦联合干扰素抗病毒治疗。联合治疗后表面抗原明显下降，HBV DNA 维持在检测不到。在联合治疗的第 84 周，即患者抗病毒疗程的第 190 周出现 S 抗原转换，HBsAb 滴度为 72.36 IU/mL，达到临床治愈。为巩固疗效，继续联合治疗 16 周，此时 HBsAb 滴度大于 1000 IU/mL，遂停用干扰素。12 周后复查病毒指标同前，疗效稳固，遂停用恩替卡韦。目前该患者仍在定期随访中。

表 3-1　患者抗病毒治疗随访过程中的病毒学指标及 ALT 变化情况

治疗时间 （w）	HBsAg （IU/mL）	HBsAb （IU/mL）	HBeAg （S/CO）	HBeAb （S/CO）	HBV DNA （IU/mL）	ALT （U/L）	备注
0	7294	-	16.34	-	$7.66×10^7$	130.6	
12	471.14	-	0.68	0.14	615	27.3	e 抗原转换
24	195.08	0.46	0.86	0.23	131	63.3	
36	502.34	-	1.09	0.29	228	39.1	
48	482.02	-	-	-	211	29.8	
61	304.12	-	0.44	0.05	197	19.7	
86	120.77	0.51	0.29	0.01	24	19.2	
90	62.53	0.76	0.34	0.01	＜ 20	20.8	
94	77.47	-	-	-	95	15.9	换用 ETV
106	101.47	1.67	0.41	0.01	TND	18.4	ETV+ 干扰素
130	12.9	1.13	0.4	0.01	TND	24.6	
146	0.61	3.57	0.38	0.02	＜ 20	31.2	
184	0.36	33.24	0.32	0.02	TND	21	表面抗体出现
190	0	72.36	-	-	TND	17.9	表面抗原转换
206	0	＞ 1000	0.33	0.01	TND	20.5	停用干扰素
218	0	＞ 1000	0.29	0.01	TND	27.9	停用恩替卡韦

注：ETV：恩替卡韦；TND：未检测到病毒。

病例分析

对于慢性乙型肝炎，最重要的治疗就是抗病毒治疗。我国慢性乙型肝炎防治指南指出，对于血清 HBV DNA 阳性、ALT 持续异常，且排除其他原因者，建议抗病毒治疗。此患者有慢性乙型肝炎家族史，从就诊时乙肝五项及肝功能检查结果来看，ALT 明显升高，考虑患者处于免疫清除期，符合抗病毒治疗适应证。因患者感染的 HBV 基因型为 c 型，且有肝癌家族史，进展为肝癌的风险较大，而根据目前文献报道，干扰素在降低 HBV 相关肝癌发生率方面较核苷类似物有一定优势，因此我们选择了干扰素抗病毒治疗。

在治疗的前 12 周，患者短期内出现 e 抗原转换，提示患者有可能获得比较好的应答效果。但从 36 周开始，患者出现 HBsAg、HBV

DNA 波动。根据文献报道，延长疗程可以提高临床治愈率，目前多数的文献推荐以临床治愈为目标的 PEG-IFN-α 基本疗程定为 96 周可能更为合适。该患者直到 90 周才出现 HBV DNA 低于检测下限，与研究结果基本相符。但 94 周时再次出现 HBV DNA 阳性、表面抗原升高，考虑与 PEG-IFN-α 的长期治疗导致 CD8+ T 细胞耗竭，使机体对干扰素的敏感性降低相关。另外机体也可能会对过度免疫激活启动预防性的负性调节。考虑短时间中断 PEG-IFN-α 刺激有利于敏感性恢复，提高再次治疗的效果，因此我们暂停 PEG-IFN-α，同时给予恩替卡韦治疗，使机体在 HBV DNA 得到持续控制的情况下重建免疫功能，为再次使用 PEG-IFN-α 创造机会。间歇 12 周后，再次加用 PEG-IFN-α，继续口服恩替卡韦，终于在联合治疗 84 周时出现 HBsAg 转阴，达到了临床治愈。为了巩固疗效，我们继续 PEG-IFN-α 联合恩替卡韦治疗 16 周。根据文献报道，获得临床治愈后，巩固治疗时间与持续应答有关。目前得到公认的巩固治疗时间是 12 ～ 24 周。患者属于 HBsAg 血清学转换，巩固治疗时间也是大于 12 周的，且患者抗体滴度大于 1000 IU/mL，在停用干扰素 12 周后的复查结果尚未发现复发，此患者还在继续随访中。

📋 段雪飞教授病例点评

这是一个典型的通过 PEG-IFN-α 为基础的治疗方案获得临床治愈的慢性乙型肝炎病例。该患者符合抗病毒治疗适应证，有原发性肝癌家族史，基因型为 c 型，有追求治愈的强烈愿望，因此 PEG-IFN-α 是比较适合的抗病毒方案。在抗病毒过程中，该病例依次应用了干扰素单药治疗、ETV 维持间歇治疗、ETV 联合干扰素治疗的

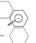

方案，逐步实现了量变到质变的过程，最终获得临床治愈。单药治疗过程中，根据患者的基线和应答情况，紧贴最新文献，采用了以个体化为原则的 96 周疗程；间歇治疗时应用 ETV 保驾护航，维持抑制病毒复制状态；联合治疗获得临床治愈后也考虑到了要减少复发、维持应答，继续巩固治疗了 16 周。长期的治疗过程中，我们按照指南建议定期监测不良反应，保障了患者的安全用药。总体而言，该病例是一个非常具有代表性的慢性乙型肝炎临床治愈病例，我们还会继续进行定期随访，尤其是停药 48 周的关键时间节点。

【参考文献】

1. 中华医学会感染病学分会，中华医学会肝病学分会.慢性乙型肝炎防治指南（2019 年版）[J].临床肝胆病杂志，2019，35（12）：2648-2669.

2. LI M H，YI W，ZHANG L，et al. Predictors of sustained functional cure in hepatitis B envelope antigen-negative patients achieving hepatitis B surface antigen seroclearance with interferon-alpha-based therapy[J]. J Viral Hepat，2019，26 Suppl 1：32-41.

3. 张文宏，张大志，窦晓光，等.聚乙二醇干扰素 α 治疗慢性乙型肝炎专家共识 [J].中华肝脏病杂志，2017，25（9）：678-686.

（高丽丽）

病例 4 传染性单核细胞增多症

病历摘要

【基本信息】

患者，男，18岁，主因"发热2周，呕吐3天"门诊以"肝功能异常"收入院。

现病史：患者2周前大量饮食，饮酒后出现发热、尿色加深，体温最高 39.6 ℃，伴畏寒、头疼、咳嗽、乏力、上腹疼痛，无恶心、呕吐、腹泻、胸闷、咳痰，在当地诊所诊断为"感冒"，给予静脉滴注治疗4天（具体不详），体温高峰降至 38 ℃以下，患者自觉上述症状稍有好转，但乏力未明显缓解，遂自行口服"感冒冲剂"3天，体温始终波动于 37 ～ 38 ℃。之后患者开始出现厌油、食欲减退，恶心、呕吐明显，呕吐物为胃内容物，无明显胃灼热、反酸，伴尿色深黄，量可，排便3～4天1次，颜色浅黄。3天前患者至当地医院就诊，实验室检查肝功能显示 ALT 835 U/L、AST 498 U/L、TBIL 108.92 μmol/L、DBIL 92.56 μmol/L、ALB 49.3 g/L、TBA 258.3 μmol/L；血常规显示 WBC 12.3×10^9/L、NE% 20.7%、LY% 74.6%、HGB 147 g/L、PLT 289×10^9/L。为求进一步诊治收入我院。

既往史：否认高血压、冠心病、糖尿病病史，否认其他传染病病史。对青霉素过敏。否认手术、外伤史。2013年曾因"胰腺炎"在北京某医院住院1月余，自诉未完全治愈，之后口服中药汤剂1月余后病情好转。

个人史：无地方病疫区居住史。无传染病疫区生活史。否认治游史。吸烟2年，每天10支，间断饮酒史2个月，每周2～3次，每次1瓶啤酒。未婚，无子女。

【体格检查】

T 36.2 ℃，P 75 次/分，R 18 次/分，BP 120/80 mmHg。神志清楚，正常面容，全身皮肤轻度黄染，肝掌阴性，蜘蛛痣阴性，周身未见皮疹，未见淤点、淤斑及皮下出血，双侧巩膜轻度黄染。心、肺查体未见明显异常。上腹轻压痛，无反跳痛，腹部未触及包块，肝、脾、胆囊未触及，Murphy 征阴性，麦氏点无压痛，双侧输尿管无压痛，肝区叩痛阴性。移动性浊音阴性。扑翼样震颤阴性。

【辅助检查】

血常规：WBC 8.62×10^9/L，NE% 13.40%，NE 1.15×10^9/L，LY% 78.80%，RBC 4.71×10^{12}/L，HGB 140.0 g/L，PLT 290.0×10^9/L；异型淋巴细胞计数：29%；肝功能：ALT 778.6 U/L，AST 199.4 U/L，TBIL 38.8 μmol/L，DBIL 29.5 μmol/L，ALB 42.1 g/L；淀粉酶＋脂肪酶：AMY 139.10 U/L，LPS 45.00 U/L；凝血功能：PTA 104.0%；乙肝五项：HBsAb 98.16 mIU/mL，余阴性；丙肝病毒抗体：0.06 S/CO；甲、丁、戊肝系列：ANTI-HAV-IgM 阴性，HDV-Ag 阴性，ANTI-HDV-IgG 阴性，ANTI-HDV-IgM 阴性，ANTI-HEV-IgM 阴性；套氏系列：RV-IgM 4.62 COI，RV-IgG ＞ 500.00 IU/mL，CMV-IgG 85.80 U/mL；甲型流感病毒抗原检测：阴性；甲状腺激素系列：阴性；柯萨奇病毒抗体 IgM：阴性；EB 病毒抗体-IgM：阳性。心电图：窦性心动过缓；腹部超声：肝实质回声偏粗、脾大、胆囊壁毛糙，门静脉血流检查未见明显异常；胸部 CT：右中叶少许索条。

【诊断及诊断依据】

诊断：传染性单核细胞增多症。

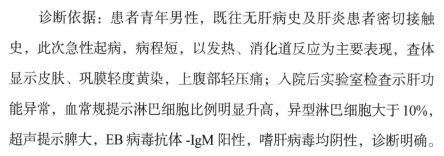

诊断依据：患者青年男性，既往无肝病史及肝炎患者密切接触史，此次急性起病，病程短，以发热、消化道反应为主要表现，查体显示皮肤、巩膜轻度黄染，上腹部轻压痛；入院后实验室检查示肝功能异常，血常规提示淋巴细胞比例明显升高，异型淋巴细胞大于10%，超声提示脾大，EB病毒抗体-IgM阳性，嗜肝病毒均阴性，诊断明确。

【治疗】

考虑患者存在EB病毒急性感染导致的肝功能损伤，给予异甘草酸镁、还原型谷胱甘肽、多烯磷脂酰胆碱行抗炎保肝、清除氧自由基、稳定肝细胞膜治疗。经治疗，患者一般状况较前好转，1周后复查：血常规：WBC 4.66×10^9/L，NE% 21.70%，LY% 65.20%，MO% 10.90%，PLT 254.0×10^9/L；异型淋巴细胞百分比：26%；乳酸：3.15 mmol/L；肝功能：ALT 204.1 U/L，AST 36.2 U/L，TBIL 26.5 μmol/L，DBIL 15.1 μmol/L，GGT 169.7 U/L，CRP 0.60 mg/L。患者转氨酶明显下降，胆红素、白细胞计数亦较前下降。患者淋巴细胞、异型淋巴细胞计数仍高，考虑仍与EB病毒急性感染有关。患者病情好转，带药出院。

病例分析

传染性单核细胞增多症（infectious mononucleosis，IM）又称急性原发性EB病毒感染，是由EB病毒感染所致的单核巨噬细胞系统反应性增生性疾病。全球超过95%的成人曾感染EB病毒，25%～75%的原发性EB病毒感染患者表现为IM，多发生于青少年或成年患者，儿童多为隐匿性感染。IM多为急性、自限性病程，可表现为发热、咽峡炎、淋巴结肿大、肝大、脾大、皮疹。典型外周血特征为白细胞增多、单核细胞计数增多、异型淋巴细胞增多。血EB 病毒抗体 -IgM、EB 病毒抗体 -DNA 可用于确诊 IM。

IM 可伴不同程度的肝损伤，大多数 IM 肝损伤表现为急性自限性肝炎，以转氨酶轻、中度升高为主要表现，也可伴胆管酶升高，多在病程第 2～3 周开始出现，持续时间一般不超过 3 个月，随年龄增加病情相对加重。EB 病毒感染还可致淤胆型肝炎，以碱性磷酸酶和 γ- 谷氨酰转移酶升高为主要表现，伴不同程度黄疸。少部分 EB 病毒感染者可出现肝衰竭导致死亡或需要肝移植。IM 肝损伤的诊断需除外其他病毒所致肝损伤，自身免疫性肝炎、药物性肝损伤、酒精性肝病等其他病因所致肝损伤，必要时需行肝脏活检。典型 IM 出现肝损伤时，IM 肝损伤的诊断难度不大，值得注意的是，部分 EBV 肝损伤（中老年 IM、淤胆型肝炎、肝衰竭）患者缺乏 IM 典型表现，其早期诊断有一定难度。

大多数 IM 肝损伤为自限性，只需要支持性治疗。对于严重的 IM 肝损伤可行抗病毒治疗（阿昔洛韦、伐昔洛韦或更昔洛韦等），必要时应用糖皮质激素。若 IM 肝损伤合并细菌感染，可适当使用抗菌药物。

结合本例患者，以发热、消化道反应为主要临床表现，伴脾大，EB 病毒 -IgM 阳性，异型淋巴细胞大于 10%，患者转氨酶轻度升高，嗜肝病毒阴性，自身抗体谱阴性，发病前无特殊用药史，考虑 IM 伴肝损伤。经保肝治疗后症状好转，转氨酶、胆红素、白细胞计数下降。

📋 赵红教授病例点评

本例患者青年男性，急性起病，以发热、肝功能异常为主要临床表现，实验室检查提示淋巴细胞比例明显升高，异型淋巴细胞比例升高，超声提示脾大。结合相关病原学检查，除外常见的嗜肝病毒感染，结合 EB 病毒抗体 -IgM 阳性，诊断为 IM。原发感染 EBV 最先出现针对衣壳抗原的抗体 IgM 和 IgG，随后产生早期抗原的抗体，IgG 于发病后 3～4 周达到高峰，持续 3～6 个月，是新近感染或 EBV 活跃的标志，恢复期可以产生抗核抗原抗体，其中 EBV 衣壳抗原抗体 IgM 阳性或出现 IgG 抗体且滴度逐渐升高对于 IM 有诊断意义。IM 需要与其他单核细胞增多疾病，如巨细胞病毒感染、腺病毒感染、风疹病毒感染、甲型肝炎病毒感染相鉴别。部分 IM 患者病程是自限性过程，一般不需要抗病毒治疗，给予对症支持治疗即可；对于重症病例、免疫缺陷人群可以考虑抗病毒治疗；合并细菌感染，可考虑使用抗生素；对于咽部扁桃体严重病变、神经系统病变、心肌炎、溶血性贫血等重症患者可考虑应用激素治疗；部分患者伴有脾大，需注意避免挤压或撞击，警惕脾破裂。

【参考文献】

1. 徐京杭，于岩岩，徐小元. 青少年和成人 EB 病毒感染相关肝损伤的临床特征 [J]. 中华肝脏病杂志，2021，29（10）：915-918.

2. BUNCHORNTAVAKUL C，REDDY K R. Epstein-barr virus and cytomegalovirus infections of the liver[J]. Gastroenterol Clin North Am，2020，49（2）：331-346.

（杨婉娜）

病例 5 EB 病毒感染导致肝损伤

病历摘要

【基本信息】

患者，男，33 岁，主因"低热伴肌肉酸痛 14 天，发现肝功能异常 1 天"收入院。

现病史：患者于 14 天前饮酒后出现低热，右肩、颈部肌肉酸痛，伴咽痛、乏力、纳差，无咳嗽、咳痰，无腹痛、腹泻，无尿频、尿急等不适，外院查血常规及肝功能基本正常，未给予特殊治疗，期间体温最高 37.5 ℃，伴畏寒，无寒战。10 天前患者症状无改善，自行口服头孢克洛、连花清瘟，2 天后体温恢复正常，但仍感肌肉酸痛、乏力、纳差。8 天前再次就诊，肝功能基本正常，血常规提示淋巴细胞明显升高，患者继续自服头孢克洛，未予以其他治疗，症状无明显改善，1 天前就诊于某三甲医院，超声检查提示双侧颈部淋巴结明显增大，实验室检查 ALT 406 U/L。

既往史：体健，否认结核病、肝炎、艾滋病等传染病病史，否认血液病病史，否认糖尿病、高血压、冠心病等慢性病病史。

个人史：吸烟 10 余年，每天 20 支，饮酒 5 年，每周 1～2 次，每次约酒精 110 g。

【体格检查】

T 38.1℃，P 102 次/分，R 20 次/分，BP 115/80 mmHg。发育正常，神志清楚，精神正常，全身皮肤黏膜无黄染，肝掌（−）、蜘蛛痣（−），未见皮疹。双颈部淋巴结、锁骨上淋巴结、右腋窝淋巴

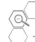

结肿大，触痛不明显，局部皮温不高。双侧巩膜无黄染，咽后壁充血，双侧扁桃体Ⅰ度肿大，表面未见脓性分泌物。双肺及心脏检查未见异常。腹部平坦，柔软，无压痛及反跳痛，肝脏肋下未触及，肝区叩击痛阴性，Murphy 征（－）。脾脏肋下及边，质地中等。移动性浊音（－）。双下肢无水肿，四肢肌力、肌张力正常，病理征阴性。

【辅助检查】

血常规：WBC 9.88×10^9/L，NE % 23.50%，LY% 68.30%，HGB 149.00 g/L，PLT 322.00×10^9/L。异型淋巴细胞 12%。甲、丁、戊系列（－），乙肝五项（－），抗 HCV（－），HIV 抗体（－），梅毒抗体（－）。CMV-IgM（－），CMV-IgG 276.50 U/mL，CMV-DNA（－）。EB 病毒抗体检测 IgM（＋），（全血）EBV-DNA 4.67×10^5 copies/mL。肝功能：ALT 283.9 U/L，AST 136.6 U/L，TBIL 10.2 μmol/L，LDH 323.5 U/L，GGT 210.1 U/L，ALP 223.6 U/L，HBDH 267 U/L。

腹部彩超：肝脏超声提示肝实质回声偏粗，大小正常，胆囊大小正常，胆囊壁毛糙，脾脏肋间厚 54 mm，长 126 mm，回声均匀。

【诊断及诊断依据】

诊断：传染性单核细胞增多症、EB 病毒感染导致肝损伤。

诊断依据：①临床特点较为典型：患者青年男性，急性起病，发热、咽痛，肌肉酸痛，乏力，体检可见咽部红肿，双颈部淋巴结、锁骨上淋巴结及右腋窝淋巴结肿大，脾脏明显肿大。②辅助检查：血常规淋巴细胞比例及计数均有明显升高，异型淋巴细胞大于 10%，肝功能异常，且同时可排除急性甲、乙、丙、丁、戊型肝炎及 CMV 感染。腹部超声检查脾脏厚径 54 mm，长径 126 mm，明显肿大；EB 病毒抗体检测 IgM（＋），（全血）EB 病毒核酸检测 EBV-DNA 4.67×10^5 copies/mL。

【治疗及随访】

患者入院后仍有发热，自觉咽痛、肌肉酸痛、乏力、纳差。给予静脉滴注复方甘草酸苷、还原型谷胱甘肽、多烯磷脂酰胆碱等治疗，患者咽痛、乏力、纳差、肌肉酸痛等症状逐渐缓解，治疗13天，临床症状缓解，肝功能基本恢复正常，EB病毒核酸定量 2.14×10^4 copies/mL，病情好转出院。出院后随访4月余，临床症状未复发。住院期间及门诊随访实验室检查见表5-1和图5-1。

表5-1 患者实验室检查结果变化

日期	WBC（$\times 10^9$/L）	NE%	LY%	异型淋巴细胞 %	ALT（U/L）	AST（U/L）	EBV-IgM定性
3月11日	8.35	21.70	67.80	12	283.9	136.6	+
3月19日	4.12	24.80	60.90	21	46.2	28.9	−
3月31日	4.35	42.70	46.90	−	75.2	54.7	+
4月8日	3.77	48.70	41.40	5	19.6	17.2	−
4月22日	4.28	51.80	33.20	3	12.6	14.0	−
5月13日	4.23	56.80	35.20	1	20.5	21.8	−
8月3日	3.92	44.20	47.40	2	8.9	12.8	−

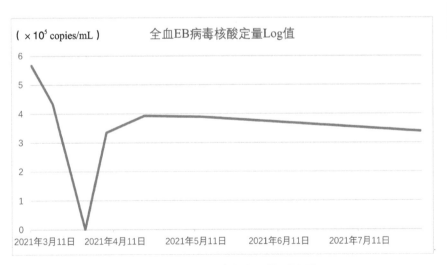

图5-1 患者EB病毒定量检测结果

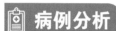 病例分析

传染性单核细胞增多症是 EB 病毒引起的急性传染性疾病，一年四季均可发病，通常为散发，多见于儿童及青少年，多为自限性，主要侵犯单核巨噬细胞系统。临床以发热、咽痛、肝脾淋巴结肿大为主要表现，外周血淋巴细胞明显增多，可见异常淋巴细胞，血清抗 EBV-IgM 阳性，全血 EB 病毒核酸检测阳性。本病例完全符合上述特点，肝功能明显异常，EB 病毒感染导致肝损伤诊断明确。本病需要和其他病因导致的急性肝损伤相鉴别。患者排除了急性甲、乙、丙、丁、戊型肝炎，否认用药史，虽然发病前有饮酒，但酒精性肝损伤不能解释发热、咽痛、淋巴结肿大等症状体征。CMV 肝炎也可以出现发热、淋巴结肿大、脾大、肝功能异常等。本病例虽然 CMV-IgG 阳性，但 CMV-IgM 阴性，CMV-DNA（−），考虑既往曾发生巨细胞病毒感染，可以除外现症感染。

EBV 主要存在于人血 B 淋巴细胞内，少量存在于 T 淋巴细胞或 NK 细胞，血清或者血浆中基本无 EBV 核酸存在，只有在血液中 EBV 载量极高时，才能在血清或血浆中检测到低水平 EBV-DNA。因此本患者全血 EBV-DNA 检测水平较高，但血清中除早期一次低水平阳性外，其余均为阴性。

传染性单核细胞增多症的抗病毒治疗问题也是学术界争论的焦点问题之一。目前没有成人传染性单核细胞增多症抗病毒治疗的指南，临床上既有给予阿昔洛韦、更昔洛韦及膦甲酸钠等治疗的案例，也有仅给予对症治疗者。但我国已经有儿童 EB 病毒感染的专家共识，支持给予更昔洛韦等治疗。传染性单核细胞增多症为原发性 EB 病毒感染，如果 EB 病毒不能清除而长期潜伏于体内，可能造成持续

笔记

性或再激活EBV感染相关疾病，如慢性活动性EB病毒感染（chronic active EBV infection，CAEBV）、EB病毒相关噬血细胞综合征、鼻咽癌、淋巴瘤等。

高学松教授病例点评

　　本例患者传染性单核细胞增多症诊断明确，合并肝损伤，入院后除外了其他病因造成的肝损伤，确诊为EBV感染导致的肝损伤。既往研究显示，EBV感染导致肝损伤发生率高，危险因素包括年龄、EBV DNA载量和是否合并肝脏基础疾病等，但肝损伤以转氨酶升高为主，黄疸升高程度较轻，预后良好，罕见肝衰竭发生。本例患者与既往报道一致，保肝治疗效果良好。儿童及成人EBV感染出现传染性单核细胞增多症，大多数患者病程自限，预后良好。而CAEBV可累及消化、呼吸、血液及神经等多个系统，临床表现多种多样，甚至出现严重或致死的并发症。目前抗病毒治疗无明确疗效。患者出院后随访无发热或其他脏器受累表现，但多次复查血EBV DNA仍为阳性，虽然转化为CAEBV可能性很低，但仍有一定隐患，建议对患者进行长期随访，监测EBV活动情况。

【参考文献】

1. 谢正德，刘春艳，艾军红 . EB病毒感染实验室诊断及临床应用专家共识 [J]. 中华实验和临床病毒学杂志，2018，32（1）：2-8.

2. COHEN J I. Epstein-Barr virus infection[J]. N Engl J Med，2000，343（7）：481-492.

3. 中华医学会儿科学分会感染学组，全国儿童EB病毒感染协作组 . 儿童EB病毒感染相关疾病的诊断和治疗原则专家共识 [J]. 中华儿科杂志，2021，59（11）：

笔记

905-911.

4. KERR J R. Epstein-Barr virus（EBV）reactivation and therapeutic inhibitors[J]. J Clin Pathol, 2019, 72（10）: 651-658.

5. ODUMADE O A, HOGQUIST K A, BALFOUR H H Jr. Progress and problems in understanding and managing primary Epstein-Barr virus infections[J]. Clin Microbiol Rev, 2011, 24（1）: 193-209.

6. ARAI A. Advances in the study of chronic active epstein-barr virus infection: clinical features under the 2016 WHO classification and mechanisms of development[J]. Front Pediatr, 2019, 7: 14.

（冯亮）

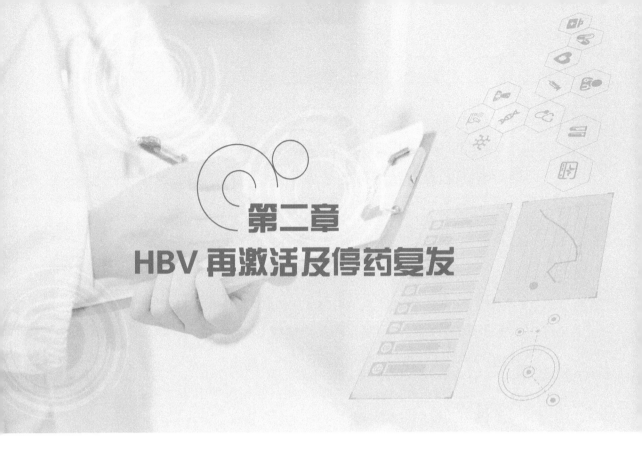

第二章
HBV 再激活及停药复发

病例 6　HBV再激活导致慢加急性肝衰竭

病历摘要

【基本信息】

患者，男，45岁，主因"乏力、纳差、尿黄1个月"门诊以"肝功能异常"收入院。

现病史：患者1个月前无诱因出现乏力、纳差、恶心、尿黄，无发热，无腹胀、腹痛，无反酸、胃灼热，无大便灰白。半个月前就诊于某医院，实验室检查肝功能ALT 806 U/L、AST 904 U/L、TBIL 38 μmol/L、DBIL 23 μmol/L、GGT 126 U/L、ALP 202 U/L，给予

27

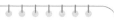

口服双环醇、茵栀黄等药物治疗；2 天前复查肝功能 ALT 605 U/L、AST 1442 U/L、TBIL 149 μmol/L、DBIL 111 μmol/L、GGT 205 U/L、ALP 253 U/L，乙肝系列 HBsAg、HBeAg、HBcAb 阳性，血常规大致正常，提示肝损害较前加重，今日为进一步诊治收入我院。

既往史：数年前患结核性胸膜炎，曾口服抗结核药物 18 个月。1 年前诊断为非霍奇金淋巴瘤（B 细胞性淋巴瘤），于 2014 年 3 月 8 日开始 R-CHOP 方案化疗，化疗前查乙肝系列 HBsAg、HBeAb、HBcAb 阳性，HBV DNA 阴性，共行 8 次化疗，期间一直服用恩替卡韦抗病毒治疗，化疗结束后 1 周，停用恩替卡韦。否认高血压、冠心病、糖尿病病史，否认其他传染病病史，否认食物、药物过敏史，否认手术、外伤史。

个人史：生于北京，否认吸烟及饮酒史，已婚、已育，子女体健。

家族史：否认家族遗传病病史。

【体格检查】

T 36.5 ℃，P 78 次 / 分，R 12 次 / 分，BP 120/80 mmHg。神志清楚，双侧巩膜重度黄染，双肺呼吸音清，未闻及干湿啰音及胸膜摩擦音。心界不大，心率 78 次 / 分，心律齐，各瓣膜听诊区未闻及病理性杂音，腹部平坦，全腹无压痛及反跳痛，脾脏肋下 3 cm，移动性浊音阴性，双下肢无水肿。病理征阴性。

【辅助检查】

血常规：WBC 3.03×10^9/L，NE% 60.70%，HGB 128.0 g/L，PLT 95.0×10^9/L。

肝功能：ALT 751.9 U/L，AST 1171.1 U/L，TBIL 218.9 μmol/L，DBIL 175.6 μmol/L，ALB 32.2 g/L，GGT 185.8 U/L，ALP 169.0 U/L，CHE 4511 U/L。

电解质＋肾功能：K^+ 4.27 mmol/L，Na^+ 137.6 mmol/L，Cl^- 104.5 mmol/L，BUN 3.35 mmol/L，CREA 59 μmol/L，URCA 177 μmol/L，GLU 4.92 mmol/L，TCO_2 25.0 mmol/L，NH_3 26.0 μmol/L。

凝血功能：PTA 55.0%。

降钙素原：1.12 ng/mL。

乙肝五项：HBsAg ＞ 250.00 IU/mL，HBsAb 0.00 mIU/mL，HBeAg 60.72 S/CO，HBeAb 4.43 S/CO，HBcAb 10.88 S/CO。

乙肝病毒定量：8.84×10^7 IU/mL。

丙肝病毒抗体：0.06 S/CO。

甲、丁、戊肝系列：ANTI-HAV-IgM 阴性，HDV-Ag 阴性，ANTI-HDV-IgG 阴性，ANTI-HDV-IgM 阴性，ANTI-HEV-IgM 阴性。

EB 病毒抗体检测 IgM（进口）：阴性。

巨细胞病毒抗体检测 IgM：阴性。

自身免疫肝病：ANA 阴性，SMA 阴性，AMA 阴性，LKM 阴性，ACA 阴性，PCA 阴性，HMA 阴性，AMA-M2 阴性。

肿瘤系列：AFP 24.1 ng/mL，CA199 74.1 U/mL，CEA 2.3 ng/mL。

甲状腺激素系列：T4 11.99 μg/dL，T3 0.95 ng/mL，TSH 0.79 μIU/mL，FT3 2.03 pg/mL，FT4 1.17 ng/dL。

腹部彩超：肝实质回声偏粗、胆囊壁毛糙、胆囊多发息肉、门静脉血流未见明显异常。

腹部 MRI：肝硬化？动脉期肝右叶顶部强化灶，性质待定，建议结合临床定期复查，脾大，少量腹水。肝内多发小囊肿，胆囊炎。

【诊断及诊断依据】

诊断：肝功能异常；病毒性肝炎（乙型、慢性重度）；淋巴瘤；结核性胸膜炎。

诊断依据：①病毒性肝炎（乙型、慢性重度）：患者既往有慢性乙型肝炎病史，此前曾停用抗病毒药物治疗。实验室检查乙肝系列提示 HbeAg 阳性，HBV DNA 阳性，肝功能明显异常，诊断明确。②淋巴瘤、结核性胸膜炎：病史提供，诊断明确。

【治疗及随访】

患者消化道症状明显，肝功能损伤严重，诊断慢性乙型肝炎重度，虽入院时 PTA > 40%，但仍有肝衰竭倾向。入院后立即予恩替卡韦抗病毒治疗，还原型谷胱甘肽、异甘草酸镁、多烯磷脂酰胆碱、丁二磺酸腺苷蛋氨酸、前列地尔等保肝降酶退黄，输注人血白蛋白、新鲜冰冻血浆支持治疗及煎服中草药治疗。经过积极内科药物治疗，患者症状改善不明显，肝损伤程度进一步加重。入院后 20 天因 HBV DNA 定量下降不理想，加用替诺福韦联合抗病毒治疗。入院后 21 天患者出现言语混乱，睡眠倒错，复查血 WBC、PCT 较前升高，考虑合并肝性脑病、自发性腹膜炎，给予头孢噻肟钠舒巴坦钠抗感染、门冬氨酸鸟氨酸脱氨、乳果糖通便、地衣芽孢杆菌/双歧杆菌调节肠道菌群治疗。5 月 10 日复查炎症指标无好转，抗生素升级为比阿培南。5 月 11 日因患者血肌酐进行性升高伴少尿，考虑合并 I 型肝肾综合征，经 ICU 会诊后，建议行血液净化治疗。转入 ICU 后，继续给予保肝、促进肝细胞修复、脱氨纠正肝性脑病、脱水降颅内压、改善凝血功能、抑酸等对症支持治疗；先后给予头孢米诺钠、头孢哌酮钠舒巴坦钠、去甲万古霉素及氟康唑等抗感染治疗；给予特利加压素联合人血白蛋白治疗肝肾综合征，并给予床旁 CRRT 治疗。经过 ICU 积极抢救治疗，患者病情无好转，肝功能进行性恶化，PTA 不凝，意识障碍加重，合并消化道出血、真菌感染等并发症。最终家属放弃进一步治疗，宣布死亡。

患者血 WBC、PTA、ALT、TBIL 及 CREA 趋势见图 6-1～图 6-3。

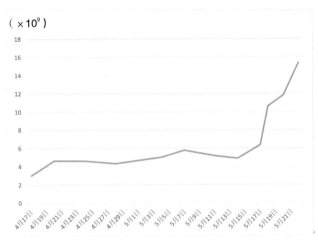

图 6-1 血 WBC 变化趋势

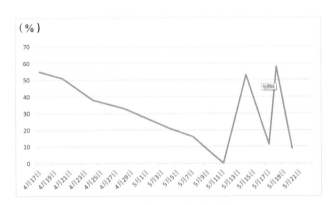

图 6-2 血 PTA 变化趋势

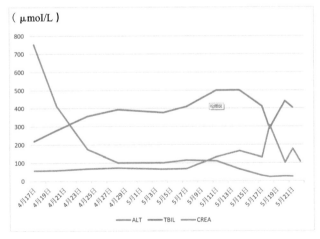

图 6-3 血 ALT、TBIL、CREA 变化趋势

病例分析

20 世纪 70 年代，HBsAg 阳性或 HBcAb 阳性的骨髓增生性和淋巴细胞增生性患者中，首次报道了 HBV 再激活（HBV reactivation，HBVr）。其定义为：① HBsAg 阳性：HBV DNA 水平较基线水平增加 $\geqslant 2$ log 或在基线时无法检测到 HBV DNA 的人中检测到 >100 IU/mL 水平的 HBV DNA；② HBsAg 阴性 /HBcAb 阳性：HBsAg 血清转化，HBsAg 阴性转为 HBsAg 阳性或 HBsAg 阴性时 HBV DNA 阴性转为 HBV DNA 阳性。随着免疫抑制治疗（immunosuppressive therapy，IST）的广泛应用，HBV 再激活导致致死性肝衰竭已经成为一个严重的临床问题。肝细胞中持续存在低水平的 cccDNA，可能是 HBsAg 阴性患者接受强效 IST 治疗后存在 HBV 再激活风险的原因。HBVr 的风险因素主要有：①宿主因素。男性、年龄较大、存在肝硬化、用 IST 治疗的疾病类型；②病毒学因素。HBsAg 阳性，基线 HBV DNA 高水平，HBeAg 阳性，HBsAb 阴性的 HBV 感染，合并 HCV、HDV 或 HIV 感染；③ IST 的类型和程度。HBV 再激活的风险根据 IST 的类型及 HBV 血清学，被分为低（$<1\%$）、中（$1\% \sim 10\%$）、高（$>10\%$）3 个等级。所有准备行 IST 治疗的患者，在基线时都应检测 HBsAg、HBsAb、HBcAb、HBV DNA 及肝纤维化程度，并评估 HBV 再激活的风险。对于 HBV 再激活高风险、中风险伴 HBsAg 阳性、中低风险伴肝纤维化或肝硬化患者，应使用强效且低耐药性屏障的核苷（酸）类似物（nucleoside/ nucleotide analogues，NAs）预防性治疗。在治疗过程中每 $1 \sim 3$ 个月应监测肝脏生物化学指标。应用 IST 治疗的慢性乙型肝炎（chronic hepatitis B，CHB）或肝硬化患者，NAs 的停药原则与普通的 CHB 或肝硬化患者相同。处于免疫

笔记

耐受和免疫控制状态的慢性 HBV 感染者或 HBsAg 阴性 /HBcAb 阳性患者，在 IST 治疗结束后，应继续 NAs 治疗 6 ～ 12 个月。应用 B 细胞单克隆抗体或进行造血干细胞移植的患者，应在 IST 治疗结束至少 18 个月以后才可考虑停药。

结合本例患者，既往诊断慢性 HBV 感染，实验室检查 HBsAg、HBeAb、HBcAb 阳性，HBV DNA 阴性，肝功能正常。因诊断非霍奇金淋巴瘤，采用含有利妥昔单抗的化疗方案进行治疗。治疗前预防性应用恩替卡韦抗病毒治疗，且在化疗过程中，定期监测肝功能情况，均正常。遗憾的是，在化疗结束后，患者过早地停用了 NAs，导致 HBV 再激活发生，入院时总胆红素已大于 10 ULN，HBeAg 阳性、HBV DNA 阳性。虽经过积极抗病毒及保肝支持治疗，患者还是进展为慢加急性肝衰竭。病程后期患者出现肝昏迷、肝肾综合征、消化道出血、感染等并发症，此时内科治疗已捉襟见肘。如果家属积极考虑行肝移植挽救治疗，尚有一线生机，但家属由于种种原因放弃治疗，最终该患者死于肝衰竭。

📋 闫杰教授病例点评

既往病历资料显示，该患者在本次发病前 HBV DNA 阴性、肝功能正常，仅仅 HBsAg 阳性，即所谓"非活动性 HBsAg 携带状态"；本次发病是在应用利妥昔单抗治疗非霍奇金淋巴瘤时出现的 HBV 再激活。亚太地区的荟萃分析显示，在接受含利妥昔单抗治疗的 HBsAg 阳性淋巴瘤患者中，HBV 再激活的风险＞ 30%，因此在应用利妥昔单抗前应给予 NAs 预防 HBV 再激活。

该患者在应用利妥昔单抗治疗前已使用恩替卡韦预防 HBV 再

激活，但由于过早停药，依然导致不良结局的出现。那么，处于免疫耐受和免疫控制状态的慢性 HBV 感染者应用 B 细胞单克隆抗体治疗时，预防性 NAs 何时可以停药？原则上讲，在 IST 治疗结束后，应继续 NAs 治疗至少 18 个月以后才可考虑停药。但对于具体案例，还应评估患者是否存在肝脏炎症、纤维化的进展风险，即使肝功能正常，也应进行瞬时弹性成像的肝脏硬度值（liver stiffness measurement，LSM）检查，必要时还需行肝穿刺病理检查详尽评估；在此基础上由肝病专家决定是否终止 NAs 治疗。

【参考文献】

1. LAU G, YU M L, WONG G, et al. APASL clinical practice guideline on hepatitis B reactivation related to the use of immunosuppressive therapy[J]. Hepatol Int，2021，15（5）：1031-1048.

2. REDDY K R, BEAVERS K L, HAMMOND S P, et al. American Gastroenterological Association Institute guideline on the prevention and treatment of hepatitis B virus reactivation during immunosuppressive drug therapy[J]. Gastroenterology，2015，148（1）：215-219.

（王京京）

笔记

病例 7　停用核苷（酸）类药物后慢性乙型病毒性肝炎复发导致严重肝损伤

病历摘要

【基本信息】

患者，男，46 岁，主因"发现 HBsAg 阳性 30 余年，间断乏力、尿黄 7 年，加重半月"收入院。

现病史：患者 30 余年前体检时发现表面抗原阳性，肝功能不详，无症状，未诊治。7 年前无明显诱因出现乏力、纳差伴尿黄，无发热、腹痛、腹泻，就诊于外院门诊，完善检查：ALT 1712 U/L，AST 1139 U/L，TBIL 196 μmol/L，HBsAg 738.8 S/CO，HBeAg 1318 S/CO，HBV DNA $> 1.7 \times 10^8$ IU/mL。腹部 CT 显示脂肪肝，考虑慢性乙型病毒性肝炎急性发作，建议行抗病毒治疗，患者因经济原因，拒绝抗病毒治疗，给予保肝、降酶、退黄等治疗后，肝功能好转但未恢复正常。6 年前开始服用富马酸替诺福韦酯抗病毒治疗，5 年前于我院门诊复查 HBV DNA 检测不到，肝功能正常。2 年前因个人原因自行减药，每月仅服药 2～4 次，不规律抗病毒治疗约 1 年余，期间未规律复查。半年前患者自行停用抗病毒药物，未再复查。半月前患者再次出现乏力、纳差、眼黄，伴间断恶心、厌油，当地医院给予保肝治疗，但肝功能持续恶化，为求进一步诊治，再次就诊于我院。门诊查肝功能：ALT 489.0 U/L，AST 450.4 U/L，TBIL 266.0 μmol/L，DBIL 219.8 μmol/L，GGT 172.4 U/L，PTA 71.00%。为进一步诊治收住院。

既往史：7 年前诊断 2 型糖尿病，服用格列美脲及二甲双胍控制血糖，未监测血糖。否认高血压、冠心病病史，否认食物、药物过敏史。

个人史：否认吸烟史，否认长期大量饮酒史。

【体格检查】

T 36.8℃，P 90 次 / 分，R 20 次 / 分，BP 121/88 mmHg，神志清楚，精神欠佳，肝掌（+），蜘蛛痣（-），皮肤、巩膜重度黄染，未见淤点、淤斑，双肺呼吸音清，未闻及干湿啰音及胸膜摩擦音。心律齐，各瓣膜听诊区未闻及病理性杂音。腹软，全腹无压痛及反跳痛，Murphy 征（-），肝、脾肋下未触及，肝区叩痛（+），移动性浊音（-），双下肢无水肿，扑翼样震颤（-），踝阵挛（-）。

【辅助检查】

血常规：WBC 4.31×10^9/L，NE% 70.10%，HGB 130.00 g/L，PLT 157.00×10^9/L。尿常规：尿葡萄糖 1+，尿胆红素 2+，尿酮体（-）。肝功能：ALT 395.0 U/L，AST 340.0 U/L，TBIL 235.5 μmol/L，DBIL 190.8 μmol/L，TP 65.2 g/L，ALB 34.5 g/L，ALP 106.0 U/L，GGT 170.3 U/L，CHE 3507 U/L。肾功能＋血糖：BUN 3.93 mmol/L，CREA 53.3 μmol/L，eGFR 122.5 mL/（min·1.73 m^2），GLU 12.53 mmol/L。血氨 33.0 μmol/L。凝血功能：PT 14.1 s，PTA 69.0%，INR 1.31。HBsAg 14299.24 IU/mL，HBeAg 769.55 S/CO，超敏 HBV DNA 1.396×10^7 IU/mL。AFP 184.41 ng/mL，糖化血红蛋白 8.0%。甲、丙、丁、戊肝抗体阴性。自身免疫抗体均阴性。EBV-IgM 及 CMV-IgM 阴性。

腹部彩超：肝弥漫性病变，胆囊壁毛糙，门静脉血流未见明显异常。腹部增强 MRI：肝实质弥漫信号异常，考虑肝实质炎症；肝内淋巴淤滞可能性大；胆囊壁增厚。

【诊断及诊断依据】

诊断：病毒性肝炎（慢性、乙型、重度）；2 型糖尿病。

诊断依据：①病毒性肝炎（慢性、乙型、重度）：患者中年男性，慢性病程，急性加重。发现乙肝表面抗原阳性 30 余年，7 年前肝功能异常，HBV DNA 阳性，6 年前开始抗病毒治疗，半年前自行停用抗病毒药物。此次出现乏力、眼黄、尿黄伴消化道症状，实验室检查提示 ALT 显著升高，血清总胆红素大于 10 倍正常值上限，PTA 轻度下降，HBV DNA 阳性，影像学检查未提示肝硬化，故诊断明确。鉴别诊断已除外其他嗜肝病毒感染、非嗜肝病毒感染、酒精、药物、脂肪堆积、自身免疫紊乱等原因所致肝损伤。②2 型糖尿病：既往病史明确，入院随机血糖＞ 11.1 mmol/L，HbA1c ＞ 6.5%，综上所述，诊断明确。

【治疗及随访】

入院后给予富马酸丙酚替诺福韦 25 mg 每日 1 次口服抗病毒治疗，以及还原型谷胱甘肽、复方甘草酸苷、多烯磷脂酰胆碱静脉滴注积极抗炎、保肝、降酶治疗，丁二磺酸腺苷蛋氨酸静脉滴注退黄，改善肝内胆汁淤积。嘱其注意休息，低脂饮食，保持内环境稳定，每周监测 2 次肝功能、肾功能、电解质及凝血指标变化，警惕病情向肝衰竭方向进展。糖尿病方面，因患者进食情况差，血糖控制不佳，为避免低血糖及口服降糖药进一步加重肝损害，入院后每日监测 5 点血糖（空腹＋三餐后 2 h＋睡前），停用口服降糖药物，改用门冬胰岛素三餐前＋甘精胰岛素睡前皮下注射强化降糖治疗，根据血糖情况调整胰岛素用量。

经上述治疗，患者症状明显好转，入院第 20 天复查，肝功能：

ALT 64.1 U/L，AST 45.6 U/L，TBIL 52.0 μmol/L，DBIL 41.9 μmol/L，ALB 36.0 g/L，GLU 6.94 mmol/L，HBV DNA 2.47×10^4 IU/mL，AFP 51.76 ng/mL，PTA 正常。血糖方面：胰岛素强化治疗方案，门冬胰岛素（早 10 IU —午 10 IU —晚 10 IU）餐前即刻 + 甘精胰岛素 10 IU 睡前皮下注射，空腹血糖稳定在 6.1 ～ 7.0 mmol/L，餐后 2 h 血糖 10 ～ 12 mmol/L，睡前血糖 9 ～ 10 mmol/L。患者病情好转于住院第 21 天出院，嘱其出院后继续规律口服抗病毒药物、保肝药物，门诊定期随诊，勿自行停用抗病毒治疗药物。继续胰岛素治疗控制血糖，内分泌门诊随诊。

出院 1 个月后门诊复查肝功能进一步好转，HBV DNA 降低，AFP 降至正常，抗病毒治疗半年后 HBV DNA 检测不到，肝功能正常。此后每 3 个月规律于我院复诊，病情控制稳定，腹部超声未提示肝硬化。

病例分析

我国目前慢性 HBV 感染者约 7000 万例，其中 CHB 患者为 2000 万～ 3000 万例，大多数 CHB 患者为围产期或婴幼儿时期感染从而发展为慢性感染。我国肝硬化和肝细胞癌患者中，由 HBV 感染引起的分别占 60% 和 80%。对于慢性 HBV 感染者来说，及时、规范的抗病毒治疗，对于降低肝硬化、肝癌、肝衰竭的发生率至关重要。血清 HBV DNA 阳性的慢性 HBV 感染者，若 ALT 持续异常（大于正常值上限）且排除其他原因导致的 ALT 升高，建议抗病毒治疗。此患者慢性 HBV 感染病史 30 余年，7 年前肝功能异常，HBV DNA 阳性，符合启动抗病毒治疗的适应证，6 年前加用富马酸替诺福

笔记

韦酯（tenofovir disoproxil fumarate，TDF）后病情一度控制良好。但 cccDNA 作为慢性乙肝持续感染的元凶，目前的治疗手段无法将其彻底清除，因此服用 NAs 药物治疗的患者往往需要长期用药。对于没有肝硬化的慢性乙型肝炎患者，指南中提出停药标准：HBeAg 阳性患者采用 NAs 药物治疗，治疗 1 年若 HBV DNA 低于检测下限、ALT 复常和 HBeAg 血清学转换后，再巩固治疗至少 3 年（每隔 6 个月复查 1 次）仍保持不变，可考虑停药，延长疗程可减少复发。而 HBeAg 阴性慢性感染者采用 NAs 药物治疗，建议 HBsAg 消失且 HBV DNA 检测不到后，停药随访。国内有研究报道，停药 5 年后，70% 的患者复发，而 e 抗原阴性的患者复发率则更高，且随着时间的延长复发率增加。该病例为 HBeAg 阳性患者，经抗病毒治疗后，虽然 HBV DNA 转阴，ALT 复常，但未达到 HBeAg 血清学转换，患者自行停用抗病毒药物导致病情复发，乙肝病毒再次复制活跃，发生严重肝损伤。

根据指南推荐意见，目前首选的 NAs 药物有恩替卡韦、富马酸替诺福韦酯、富马酸丙酚替诺福韦（tenofovir alafenamide fumarate，TAF）。该患者初次启动抗病毒治疗时，选用了强效低耐药的 TDF 治疗，治疗 1 年后 HBV DNA 检测不到，ALT 复常，病毒学应答良好，而在停药复发再次抗病毒治疗时，考虑到患者年龄接近 50 岁，且存在糖尿病血糖控制不佳，不除外有糖尿病相关早期肾损害，因此选用了骨骼和肾脏安全性更高的 TAF，仍然获得了良好的病毒学应答。

📋 段雪飞教授病例点评

该患者有明确慢性 HBV 感染病史，6 年前经 TDF 抗病毒治疗后 HBV DNA 检测不到，ALT 复常，未达到停药标准且未在医生指导下随意停药，再次就诊时慢性乙型肝炎复发导致严重肝损伤。结合病史、体征及实验室检查，诊断明确。此次就诊考虑到患者糖尿病合并症及 TDF 的不良反应，选用了 TAF 抗病毒治疗，在积极抗病毒、保肝、降酶治疗后，患者病情好转，肝功能恢复，病毒学应答良好。抗病毒是慢性 HBV 感染者治疗中最重要的环节，及时把握抗病毒治疗适应证、选择合适的抗病毒方案及长期规范的治疗随访，能最大限度地长期抑制 HBV 复制，减轻肝细胞炎症坏死及肝脏纤维组织增生，延缓和减少肝衰竭、肝硬化失代偿、原发性肝癌和其他并发症的发生。在抗病毒治疗过程中，临床医务人员要重视规范的随访和管理，尤其是对长期性的治疗，要加强对患者的健康教育，使患者了解坚持抗病毒治疗的必要性和重要意义，树立信心，从而提高患者用药依从性，保证抗病毒治疗顺利实施。

【参考文献】

1. 王贵强，王福生，庄辉，等 . 慢性乙型肝炎防治指南（2019 年版）[J]. 临床肝胆病杂志，2019，35（12）：2648-2669.

2. 中华医学会感染病学分会，中华医学会肝病学分会，CHINESE MEDICAL ASSOCIATION. 慢性乙型肝炎临床治愈（功能性治愈）专家共识 [J]. 临床肝胆病杂志，2019，35（8）：1693-1701.

3. 俞海英，郭银燕，丁巧云，等 . 慢性乙型肝炎患者核苷（酸）类似物停药后病情变化的临床观察 [J]. 中华临床感染病杂志，2018，11（4）：282-286，304.

4. XIA M, CHI H, WU Y, et al. Serum hepatitis B virus RNA level is associated with biochemical relapse in patients with chronic hepatitis B infection who discontinue nucleos（t）ide analogue treatment[J]. Aliment Pharmacol Ther，2021，54（5）：709-714.

（刘亚平）

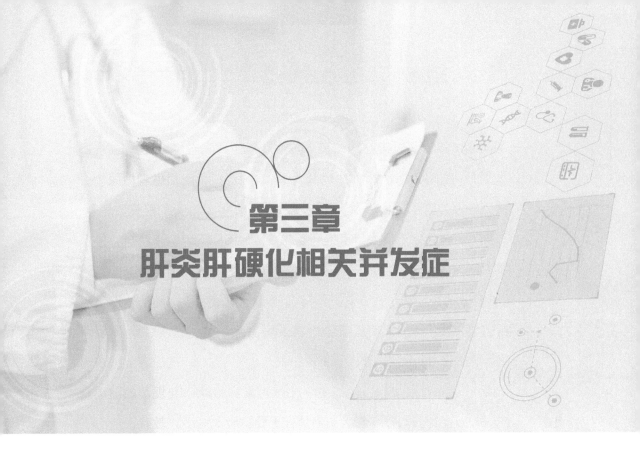

第三章
肝炎肝硬化相关并发症

病例 8　乙型肝炎肝硬化食管胃底静脉曲张破裂出血

病历摘要

【基本信息】

患者，男，36岁，主因"发现 HBsAg（＋）8年余，肝硬化2年，呕血1天"门诊以"肝硬化伴食管胃底静脉曲张破裂出血"收入院。

现病史：患者8余年前体检发现 HBsAg（＋），无不适，间断于外院检查未见肝功能异常，未行抗病毒治疗。2年前因胆囊炎于外院就诊，实验室检查肝功能提示转氨酶、胆红素轻度升高，白蛋白水平低，HBV DNA 2.27×10^6 IU/mL，进行腹部增强 CT 提示肝硬化、脾大、腹水、食管及胃底静脉曲张，胃镜检查提示重度食管胃底静脉曲张，给予恩替卡韦抗病毒、卡维地洛降门静脉压、呋塞米 + 螺内酯利尿及保肝等治疗。患者规律服用恩替卡韦抗病毒，2021 年 2 月复查胃镜，提示食管胃底静脉曲张、中度慢性非萎缩性胃炎，未行内镜下治疗。1 天前患者进食包子后出现呕血，为暗红色胃内容物，量约 200 mL，伴乏力、头晕，就诊于我院急诊，查血常规 HGB 下降（100 g/L），PTA 58%，给予生长抑素降门静脉压、奥美拉唑抑酸、补液支持等治疗，患者生命体征平稳，转入病房。

流行病学史：自诉幼时于乡镇医院有不洁针头使用史。父亲健在，母亲健在，否认家族中有类似病患者。

既往史：否认高血压、冠心病、糖尿病病史，否认其他传染病病史，否认食物、药物过敏史，否认手术、外伤史。

个人史：生于原籍河北，吸烟史 30 年，每日 20 支，饮酒史 20 年，每日白酒 250 g，已戒酒。已婚、已育，子女体健。

家族史：否认家族遗传性疾病史。

【体格检查】

T 37.2 ℃，P 82 次 / 分，R 20 次 / 分，BP 106/64 mmHg。发育正常，肝病面容，神志清楚，皮肤略苍白，肝掌阳性，蜘蛛痣阳性，双肺呼吸音清，未闻及干湿啰音及胸膜摩擦音。心界不大，心率 82 次 / 分，心律齐，与脉搏一致，各瓣膜听诊区未闻及病理性杂音。腹部平坦、柔软，全腹无压痛、反跳痛，未触及包块，肝、脾肋下未触及，Murphy 征阴性，肝区叩击痛阴性，移动性浊音阴性，肠鸣音 4 次 / 分。双下肢无水肿。

【辅助检查】

血常规：WBC 6.93×10^9/L，NE% 56.2%，RBC 3.66×10^{12}/L，HGB 100 g/L，PLT 46×10^9/L。

肝功能：ALT 26.4 U/L，AST 22.2 U/L，TBIL 32.4 μmol/L，DBIL 10.1 μmol/L，ALB 35.5 g/L，CHE 5066 U/L，GGT 17.8 U/L，ALP 43.4 U/L。

电解质＋肾功能＋血糖＋血氨：K^+ 3.35 mmol/L，Ca^{2+} 1.95 mmol/L，PHOS 0.76 mmol/L，UREA 8.51 mmol/L，CREA 70.1 μmol/L，NH_3 35 μmol/L。

凝血功能：PTA 58%，INR 1.41。

感染指标：C 反应蛋白 0.5 mg/L，PCT ＜ 0.05 ng/mL，结核抗体阴性反应，ESR 3.0 mm/h。

AFP：1.74 ng/mL。

（超敏）HBV DNA 未检测到病毒。

电子胃镜检查：食管距门齿约 40 cm 处可见破口，基本痊愈。G-E-2-2，F2，食管胃底静脉曲张重度，内镜下止血处置术，内镜下食管胃静脉曲张精准断流术（endoscopic selective varices devascularization，ESVD）＋内镜下曲张静脉硬化剂注射（endoscopic injection sclerosis，EIS），1 周后复查。

胸部 CT 平扫：右肺中叶、左肺舌段慢性炎症。双肺下叶间质病变。右侧后肋胸膜肥厚。肝硬化、脾大；胆囊内结石。

腹部 CT（平扫＋增强）＋门脉 CT 三维重建：肝硬化、脾大、食管胃底静脉曲张、脾肾分流。肝内多发小囊肿。胆囊结石，可疑胆囊颈管结石。肝门区及腹膜后多发淋巴结。

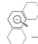
【诊断及诊断依据】

诊断：上消化道出血（食管胃底静脉曲张破裂出血、轻度贫血）；乙型肝炎肝硬化（失代偿期）；低白蛋白血症；脾大伴脾功能亢进；胆囊结石。

诊断依据：患者青年男性，慢性病程，自诉有不洁针头使用史，发现 HBsAg（＋），未行早期抗病毒治疗。发现肝硬化后开始使用恩替卡韦抗病毒。此次为首次出现上消化道出血。表现为呕血，量约 200 mL，实验室检查显示血小板、血红蛋白降低，胆红素轻度升高，白蛋白降低。腹部增强 CT 显示肝硬化、脾大、胆囊结石等。胃镜检查可见食管距门齿约 40 cm 处破口，食管胃底静脉曲张重度，并给予内镜下止血治疗，以上诊断明确。

【治疗及随访】

入院后嘱禁食水，监测生命体征、24 小时出入量。治疗上，给予奥美拉唑抑酸保护胃黏膜、生长抑素降门静脉压力、补液支持治疗，继续抗病毒治疗。并行胃镜检查，给予内镜下止血处置术（内镜下食管胃静脉曲张精准断流术＋内镜下曲张静脉硬化剂注射）。

经内科药物及内镜下止血治疗后，患者大便转黄，一般情况好转，开始进流质饮食，并逐渐过渡至软食，复查血红蛋白平稳，1 周后再次复查胃镜，提示食管胃底静脉曲张情况较前明显好转，再次给予内镜下治疗。但胃镜显示出现排胶溃疡，故继续抑酸治疗，并建议 3 个月后复查胃镜，必要时再次行内镜下精准断流术及硬化治疗。下图为入院后两次胃镜结果（图 8-1，图 8-2）。

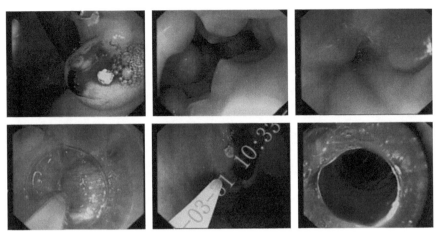

图 8-1 胃镜治疗首次报告

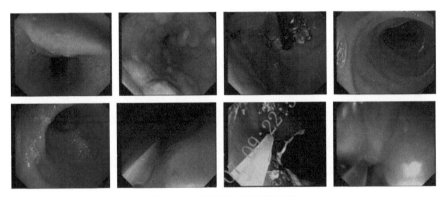

图 8-2 1 周后复查胃镜报告

【护理】

1. 急救护理

（1）绝对卧床休息，指导患者头偏向一侧，防止误吸；及时清除患者口、鼻内分泌物，防止窒息；抬高患者下肢促进静脉回流。

（2）立即建立两条及以上静脉通路，遵医嘱及时补充血容量。并保持静脉通路通畅。

（3）遵医嘱给予低流量氧气吸入，避免因大出血引起的低氧血症。

2. 病情观察

（1）遵医嘱行心电血氧监护，密切监测患者生命体征，详细记录患者出入量情况。

（2）观察患者的神智、瞳孔、皮肤、肢端颜色及温度的变化，警惕周围循环衰竭及低血容量性休克的发生。

（3）观察患者呕吐物和大便的颜色、性质、量。出血量多、停留时间短，则颜色鲜艳；若出血量小，停留时间长，则呕吐物颜色呈咖啡色或棕褐色；当血液在肠道内停留时间较长，红细胞破坏后，血红蛋白在肠内与硫化物结合成硫化亚铁时，粪便呈黑色。

3. 基础护理

（1）遵医嘱指导患者禁食水，根据病情恢复情况，从温凉流质饮食逐步过渡到半流食再到软食，饮食过渡宜慢。

（2）加强患者口腔护理，呕血后口腔会有血液残留；另一方面，患者禁食水，唾液分泌减少，口腔内易滋生细菌。

（3）注意肛周卫生，便后及时给予清理，必要时给予护臀膏等保护。

（4）保持病室环境安静、整洁，定时开窗通风；减少探视，操作尽量集中，动作轻柔。

（5）污染的床单被褥及时更换，保持其清洁干净。

（6）做好患者及家属的心理护理。及时做好相关宣教，并细心、耐心地解释疾病的发生、发展过程，使其充分了解情况，以消除他们恐惧、紧张的心理，并增强对医护人员的信任感。

4. 胃镜治疗护理

（1）胃镜前的护理

1）接到胃镜通知，向患者及家属充分宣教，告知胃镜的方法、目的及注意事项。并详细掌握患者既往史及过敏史。

2）指导患者术前禁食水，患者由于出血导致身体消耗严重，为了预防低血糖等情况的发生，遵医嘱适当给予补液。

3）指导患者体位摆放、手术中配合要点，消除患者紧张情绪。

（2）胃镜术后护理

1）胃镜治疗后患者需卧床休息，床头抬高 15 ～ 30 cm，减轻胃酸对食管侵蚀的烧灼感。

2）按时监测并记录患者生命体征、面色、神志等变化，警惕再出血。

3）胃镜治疗后，遵医嘱指导患者禁食水，同时保持静脉通路通畅，适当补液。

4）镜下注射硬化剂和套扎术后可引起胸骨后疼痛，术后应做好疼痛护理，必要时遵医嘱注射止痛剂。

5. 并发症护理

（1）大量出血后，血液中的蛋白在肠道内被分解吸收，导致血氨升高，诱发肝性脑病。因此要动态监测患者血氨变化，观察患者神志、排便情况，如有异常及时通知医生。

（2）患者由于长期卧床及出血导致的营养不良情况，极易发生压力性损伤。按规范给予预防措施，协助其定时更换体位，合理使用辅助器具。

病例分析

患者发现 HBsAg（＋）多年，但未在早期综合评估病情及抗病毒治疗，病情进展至肝硬化阶段，并发门静脉高压、食管胃底静脉曲张，最终出现肝硬化最常见的并发症之——食管胃底静脉曲张破裂出血。肝硬化阶段门静脉高压的出现，是出现腹水、食管胃底静脉曲张出血、肝性脑病等失代偿表现的危险因素。肝静脉压力梯度（hepatic venous pressure gradient，HVPG）≥ 10 mmHg 为临床显著门静脉高压症，出现失代偿期表现的风险增高。HVPG 为有创检查，费用昂贵。2022 年《肝硬化门静脉高压食管胃静脉曲张出血的防治指南》中指出，能明确门静脉高压相关的研究终点或肝硬化结局者，不建议单纯为了解门静脉压力而行有创性 HVPG 检测。

对于中、重度食管胃静脉曲张，尤其存在较大出血风险者（Child-Pugh B、C 级或红色征阳性），推荐采用非选择性 β 受体阻滞剂（nonselective beta blocker，NSBB）或食管静脉曲张套扎术（endoscopic variceal ligation，EVL）预防首次静脉曲张出血，但不推荐两者同时用于一级预防。治疗目标是预防首次出血，将 HVPG 控制在 12 mmHg 以下或治疗后 HVPG 下降 20%。对于食管胃底静脉曲张急性出血的患者，推荐血管活性药物为首选治疗方案，复苏维持血流动力学稳定，特利加压素（2 ～ 12 mg/d，持续滴注）、生长抑素（200 ～ 500 μg/h）或奥曲肽（25 ～ 50 μg/h）作为曲张静脉出血的一线治疗药物，疗程为 3 ～ 5 天。同时应警惕细菌感染，抗感染治疗可降低食管胃底静脉曲张再出血率及出血相关病死率，是肝硬化食管胃底静脉曲张出血的重要治疗药物。此外，指南中指出，在一级预防及二级预防时应注意患者白蛋白水平，及时补充白蛋白。

本例患者 2 年前发现肝硬化、腹水、食管胃底静脉曲张后开始服用卡维地洛治疗，当时胃镜提示重度曲张，红色征阳性，为出血高风险人群。本次因呕血入院后，行胃镜明确为曲张静脉破裂出血，并给予药物降门静脉压力、补液支持复苏，联合胃镜下止血处置术，出

笔记

血得到有效控制。首次食管胃底静脉曲张破裂出血停止后，1～2 年再次出血的发生率为 60%～70%，且病死率高达 33%。因此，预防再次出血至关重要。建议定期复查胃镜，必要时再次行内镜下精准断流术及硬化治疗，我们建议该患者 3 个月后复查胃镜。对于内科药物及内镜治疗效果欠佳、Child-Pugh 评分 ≥ 9 分、无外科手术指征的食管胃底静脉曲张反复出血的患者，可考虑行介入治疗，即经颈静脉肝内门体分流术（transjugular intrahepatic portosystemic shunt，TIPS）。但 TIPS 术后肝性脑病风险增高，总体生存率并无明显提高。在目前肝脏供体短缺的情况下，研究结果显示 TIPS 并不能降低等待肝移植过程中再次出血的风险。

因此，在没有手术禁忌的情况下，可考虑行断流术、分流术，当两者效果均欠佳时，可以考虑肝移植。肝移植是治愈肝硬化门静脉高压症的唯一方法。主要适应证是合并食管胃底静脉曲张出血的肝功能失代偿患者，具体包括：①反复上消化道大出血，经内、外科和介入治疗无效；②无法纠正的凝血功能障碍；③肝性脑病。本例患者年纪轻，结合病情，再出血风险仍较高，已交代远期预后，可考虑手术治疗，包括肝移植。

陈凤欣教授病例点评

食管胃底静脉曲张破裂出血（esophagogastric variceal bleeding，EVB）是肝硬化失代偿期患者主要的死亡原因之一。临床上肝静脉压力梯度是评估门静脉压力的金标准，但受限于操作难度及费用，实际开展的并不多。该患者 2 年前首次诊断肝硬化时，胃镜已显示重度食管胃底静脉曲张，但无出血史及其他肝硬化失代偿期并发症，

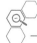
属于危险程度三级患者，指南推荐使用 NSBB 或内镜下 EVL 预防首次出血，不推荐 NSBB+EVL 联合治疗或 TIPS。此次患者因呕血 1 天就诊，已属于危险程度四级患者，按急性活动性出血患者处理，给予补充血容量、降低门静脉压力、抗生素预防感染等药物治疗的同时，联合内镜下 ESVD+EIS 治疗，疗效更佳，并发症更少。对于急性活动性出血患者，TIPS 的适应证包括：经药物和内镜治疗效果不佳；外科手术后再次破裂出血；肝移植等待期发生静脉曲张破裂出血。预防再次出血，NSBB 联合内镜治疗是二级预防标准方案，可间隔 2～4 周序贯性治疗多个周期，以食管胃静脉曲张消失或无再出血风险为治疗终点，合并顽固性腹水或急性肾损伤患者，不建议使用 NSBB。TIPS 适用于肝功能 Child-Pugh 评分≥ 9 分、无外科手术指征的食管胃底静脉曲张反复出血或断流术后再出血患者。对于肝硬化合并门静脉血栓形成患者，预防再出血效果优于药物联合内镜治疗。外科治疗可选择断流术、分流术或二者联合，主要适用于不宜行内镜或 TIPS 治疗，或者治疗无效的肝功能 Child-Pugh A 或 B 级患者。而肝移植是治愈肝硬化门静脉高压症的唯一方法。除此之外，也应重视病因治疗，积极抗病毒和抗纤维化治疗。建议有条件的医院开展多学科团队联合诊疗，制定更为合理的个体化治疗方案，使患者临床获益最大化。

参考文献

1. 徐小元，丁惠国，令狐恩强，等 . 肝硬化门静脉高压食管胃静脉曲张出血的防治指南 [J]. 实用肝脏病杂志，2023，26（2）305-318.

（刘丽改　郝营）

病例 9　乙型肝炎肝硬化应用阿德福韦酯抗病毒出现低磷性骨病

病历摘要

【基本信息】

患者，男，64 岁，主因"发现 HBsAg 阳性 30 年，肝占位病变 20 个月，四肢痛 9 个月"收入院。

现病史：患者 30 年前体检发现 HBsAg 阳性，肝功能正常，未治疗。20 个月前发现肝内占位，HBsAg（＋）、HBeAg（＋）、HBeAb（＋）、HBcAb（＋），HBV DNA 3.49×10^4 IU/mL，肝功能显示 ALT 23.7 U/L、AST 60.1 U/L、TBIL 43 μmol/L、DBIL 21.5 μmol/L、ALB 33 g/L、GGT 210.6 U/L、ALP 105.2 U/L，电解质＋肾功能显示 BUN 4.68 mmol/L、CREA 67.6 μmol/L、PHOS 0.98 mmol/L，尿常规正常，腹部 MRI 提示肝左叶肝癌，肝硬化。于我院诊断为"原发性肝癌、乙肝肝硬化、腹水"，给予阿德福韦酯（adefovir dipivoxil，ADV）10 mg/d 口服抗病毒及保肝、利尿、肝动脉化疗栓塞术等治疗。患者病情稳定后，转入当地医院继续治疗。但 9 个月前出现双肩、双膝、双踝疼痛，间断服用止痛药可缓解。近 2 个月疼痛加重，不能行走，双下肢水肿。为进一步系统诊治收入我院。

既往史：自幼患右侧腹股沟斜疝，近 3 年来加重，不能完全还纳。

个人史：饮酒史 30 余年，34 g/d，戒酒 1 年余。

家族史：兄妹二人为 HBsAg 携带者。

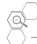

【体格检查】

T 36.8℃，P 76 次 / 分，R 18 次 / 分，BP 120/80 mmHg，神志清楚，慢性肝病面容，肝掌（＋），蜘蛛痣（＋），皮肤、巩膜轻度黄染，心肺无异常，腹软，全腹无压痛及反跳痛，肝脾肋下未触及，移动性浊音阴性，双下肢轻度水肿，因疼痛活动受限，行走困难。扑翼样震颤（－），踝阵挛（－）。

【辅助检查】

血常规：WBC 3.56×10^9/L，NE% 54.36%，HGB 118.2 g/L，RBC 3.19×10^{12}/L，PLT 56.1×10^9/L。尿常规：GLU（＋＋＋）、BLD（±）、Pro（＋）。肝功能：ALT 16.3 U/L，AST 29.2 U/L，TBIL 26.7 μmol/L，DBIL 9.6 μmol/L，ALB 35.3 g/L，GGT 71.6 U/L，ALP 550.8 U/LU/L，CHE 4010 U/L，CK 53.50 U/L，CK-MB 34.00 U/L。电解质 + 肾功能：K^+ 4.12 mmol/L，Na^+ 136.9 mmol/L，Cl^- 102.7 mmol/L，Ca^{2+} 2.32 mmol/L，PHOS 0.38 mmol/L，BUN 4.94 mmol/L，CREA 86 μmol/L，TCO_2 18.7 mmol/L。AFP 24.7 ng/mL。HBV DNA（超敏）未检测到病毒复制。

心电图、胸部 CT 平扫无明显异常。腹部 MRI：①增强扫描动脉期肝左叶内侧段肝边缘处病灶仍可见强化，较前次 MRI 略有增大，肝门区多发小淋巴结；②肝硬化、再生结节生成（部分为异型增生结节），脾大、食管下段 - 胃底静脉曲张、少量腹水。全身骨扫描：L_1、L_5、S_1 骨盐代谢旺盛灶，双肩关节、双膝关节、双踝关节骨盐代谢旺盛灶，考虑为良性骨关节病。下肢血管彩超：双下肢动静脉未见明显异常。下肢 X 线片：右侧膝关节退行性病变，踝关节未见明显骨质异常。

【诊断及诊断依据】

诊断：原发性肝癌；肝动脉化疗栓塞术后；肝炎肝硬化（活动

性、失代偿期、乙型）；腹水；食管胃底静脉曲张；脾功能亢进；早期肾损伤；低磷血症；低磷性骨病；右腹股沟斜疝。

诊断依据：患者有乙肝家族史，HBsAg（+）30 年，发现肝内实性占位病变 20 个月。查体提示慢性肝病体征阳性。实验室检查提示乙肝病毒复制较活跃，肝脏有炎症活动，AFP 升高，结合腹部影像学检查，肝病诊断明确。患者在服用 ADV 后出现四肢疼痛，骨扫描提示双肩关节、双膝关节、双踝关节骨盐代谢旺盛灶，考虑为良性骨关节病；伴用药后尿常规异常 [GLU（+++）、BLD（±）、Pro（++）]；肌酐有升高趋势，由 67.6 μmol/L 升至 86 μmol/L；血磷明显下降，由正常明显降低至 0.38 mmol/L；ALP 由正常升高至 550.8 U/L；血钙、血糖正常，结合 ADV 的不良反应报道，诊断为低磷血症、低磷性骨病、肾损伤。结合既往史，右侧腹股沟斜疝诊断明确。

【治疗及随访】

入院后给予常规保肝、利尿、抗肿瘤、调节免疫治疗；停用 ADV，换用恩替卡韦（entecavir，ETV）0.5 mg/d 口服抗病毒，并再次行肝动脉化疗栓塞术。经骨科会诊，给予碳酸钙 D_3 片、阿仑膦酸钠、果糖二磷酸钠口服补充钙、磷、维生素 D。6 周后，患者血磷正常（0.9 mmol/L），四肢痛明显缓解，后续疼痛消失，能行走自如，半年后复查 ALP 正常，尿 GLU（-）、Pro（-），9 个月后尿 BLD（-）。此后一直服用 ETV，维持 HBV DNA < 20 IU/mL。但患者在肿瘤治疗 3 年半后，AFP 升至 319.9 ng/mL，虽经反复肝动脉化疗栓塞术及肝癌微波消融治疗，病情仍逐渐恶化，在肝原发恶性肿瘤确诊 5 年 4 个月时，出现肝性脑病、肝肾综合征、腹腔内出血、弥漫性血管内凝血等多种并发症去世。

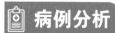

病例分析

自 1998 年起，各种抗乙肝病毒的核苷（酸）类似物（nucleoside/nucleotide analogues，NAs）不断问世，开启了抗 HBV 的新征程，造福了 HBV 感染者。但应用中，时有 HBV 应答不佳、耐药，出现药物不良反应等情况；也时有相当数量患者因不符合现有抗 HBV 标准，未能接受抗 HBV 治疗，而导致疾病进展。因此，我国的《慢性乙型肝炎防治指南》也在不断更新。

该患者肝病诊断明确，在内科保肝、肿瘤介入及支持对症治疗的同时，口服 NAs 抗 HBV 至关重要。此患者在选用 ADV 抗病毒时年代较早，各种指南尚未将上市的抗 HBV 药物进行一线二线药物划分。患者服用 ADV 抗病毒后，超敏 HBV DNA 低于检测下限，抗病毒治疗取得良好疗效。

但必须关注的是，抗病毒治疗期间不仅要评估疗效，还要对抗病毒药物的不良反应进行随访和监测，如肾功能不全（服用 TDF、ADV）、低磷性骨病（服用 TDF、ADV）、肌炎/横纹肌溶解（服用替比夫定）、乳酸酸中毒（服用 ETV、替比夫定）等。在 NAs 治疗前应仔细询问相关病史，行相关指标基线检测，以降低药物不良反应出现的风险。治疗中，一旦出现相应指标的异常，并伴有相应临床表现，如全身情况变差、肌痛、肌无力、骨痛等，应密切观察，一旦确诊为肾功能不全、肌炎、横纹肌溶解、乳酸酸中毒等，及时停药并改用其他抗 HBV 药物，同时给予积极的干预治疗。以此保证抗 HBV 治疗的有效性和安全性。

ADV 对近端肾小管有直接的毒性作用，严重时可导致肾小管上皮细胞凋亡，使其重吸收功能下降、尿磷排泄增加，导致低磷血症。

磷对骨代谢有影响，磷酸盐的减少会导致骨细胞结构和功能的异常，发生低磷性骨病。结合文献和《药品不良反应信息通报》，ADV 引起首次出现骨痛时间为 1.5 个月至 9 年不等，绝大部分患者在及时停药后能恢复，少数患者会影响生活质量和预后。而骨病中，以骨软化症居多，患者常以肩部和下肢膝、踝关节疼痛为首发表现，伴肾功能、血磷、ALP、尿常规等异常，有助于与原发性骨质疏松鉴别。严重的肾小管损伤时，肾小管不能正常交换氢离子，导致碳酸盐流失，引起低钠、低钾性酸中毒并伴有尿液碱化，出现肾衰竭和范科尼综合征（Fanconi syndrome，FS）等。故医生在临床用药的过程中，除需仔细阅读说明书外，应密切关注患者新增临床症状或异常指标出现时间与服用药物的平行时间，及时对药物的不良反应进行识别，采取停药或相关对症治疗等措施。

　　该患者在应用 ADV 11 个月后出现肩腿痛，伴有血磷明显下降、ALP 明显升高、CREA 轻度升高、尿 GLU（+++）、BLD（±）、Pro（+），结合外院骨扫描结果排除肝癌骨转移，考虑患者出现的骨痛症状为 ADV 带来的药物不良反应。在及时停用 ADV，并补充磷、钙、维生素 D 后，患者肩腿痛消失，指标恢复正常，症状明显改善。

📋 段雪飞教授病例点评

　　此患者肝病诊断明确，遗憾的是在发现 HBV 感染后长达 30 年的时间里未系统随访、规范诊治，进展到肝硬化、肝癌才进行抗病毒治疗，错过了最佳治疗时机。此病例警示我们，对于慢性 HBV 感染的人群，一定要坚持定期随访，符合抗病毒治疗适应证者，一定要及时给予抗病毒治疗，最大限度地抑制 HBV 复制，延缓和减少肝硬化失

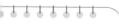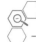

代偿、肝癌及肝病相关死亡事件发生，从而改善患者生命质量，延长生存时间。此外，抗病毒治疗期间，需要对药物疗效、耐药情况、药物不良反应进行监测管理。该患者出现 ADV 不良反应后，立即将其停用，换为 ETV 控制病毒低于检测下限，通过对症治疗，低磷及骨病得以纠正，骨痛消失，行走自如，生活质量明显改善。最终患者通过综合治疗，生存期达 5 年 4 个月，明显延长了生命。目前我国《慢性乙型肝炎防治指南（2019 年版）》已经将初治患者的一线药物更新为 ETV、TDF 和 TAF。临床医生应该不断更新知识，根据指南为患者首选一线药物行抗病毒治疗。

【参考文献】

1. 中华医学会感染病学分会，中华医学会肝病学分会. 慢性乙型肝炎防治指南（2019 年版)[J]. 中华肝脏病杂志，2019，27（12）：938-961.

2. 唐长征. 阿德福韦酯导致HBV患者发生低磷血症及骨关节疼痛分析[J]. 海峡药学，2021，33（4）：217-218.

3. 季琴，席巍，沈毅. 阿德福韦酯致低血磷性骨软化症 5 例临床分析 [J]. 肝脏，2021，26（8）：924-927.

（田梅梅）

病例 10　乙型肝炎肝硬化合并急性肠系膜上静脉血栓

病历摘要

【基本信息】

患者，男，34 岁，主因"发现 HBsAg 阳性 20 余年，反复呕血、黑便 9 年，再发 1 天"急诊以"肝硬化、消化道出血"收入院。

现病史：患者 20 余年前体检发现 HBsAg 阳性，肝功能正常，未诊治。14 年前劳累后出现恶心、纳差，皮肤黄染，尿色加深，于某医院查肝功能异常（ALT 1000 U/L）。乙肝五项提示 HBsAg（+）、HBeAg（+）、HBcAb（+）。HBV DNA 结果不详。给予保肝治疗后肝功能恢复正常，未进行抗病毒治疗。12 年前行腹部超声提示脾大。9 年余前无明显诱因出现呕血、黑便，于某医院住院，给予禁食、补液、抑酸、止血治疗后出血停止。8 年半前再次出现呕血，于我院住院，行胃镜提示食管静脉曲张中度、红色征阳性，胃底静脉曲张；腹部超声提示肝硬化、门静脉扩张、脾大；腹部 CT 提示脾大、食管下段静脉曲张。给予降门静脉压、抑酸、输血，拉米夫定联合阿德福韦酯抗病毒等治疗后好转出院。8 年前于我院行脾切除术。术后口服阿司匹林半年后停用，规律服用抗病毒药物治疗。近 3 年未在我院继续随诊，病情不详。昨日患者排黑便 3 次，量不多，无明显不适症状，就诊于我院急诊，实验室检查：血常规提示 WBC 9.25×10^9/L，NE% 61.10%，HGB 127.00 g/L，PLT 338.00×10^9/L；电解质＋肾

功能＋血糖＋血氨显示 K^+ 3.46 mmol/L，Cl^- 101.5 mmol/L，Na^+ 138.4 mmol/L，UREA 4.17 mmol/L，CREA 59.4 μmol/L，GLU 6.32 mmol/L，TCO_2 21.3 mmol/L，NH_3 13.00 μmol/L；肝功能显示 ALT 19.8 U/L，AST 20.4 U/L，TBIL 15.6 μmol/L，DBIL 7.0 μmol/L，ALB 39.4 g/L，CHE 5549 U/L；凝血功能 PT 13.40 s，PTA 77.00%。给予止血等对症治疗，为进一步诊治，急诊以"肝硬化、消化道出血"收入我科。

既往史：2 年前行胃镜检查提示反流性食管炎，否认高血压、冠心病、糖尿病病史，否认其他传染病病史，否认食物、药物过敏史，8 年前行脾切除术。

个人史：生于北京，否认吸烟及饮酒史，已婚、已育，子女体健。

家族史：母亲患乙肝肝硬化，弟弟为 HBsAg（＋）携带者，否认其他家族遗传病病史。

【体格检查】

T 36.5℃，P 89 次 / 分，R 16 次 / 分，BP 121/67 mmHg。神志清楚，肝掌、蜘蛛痣阴性，双侧巩膜无黄染，双肺呼吸音清，未闻及干湿啰音及胸膜摩擦音。心界不大，心率 89 次 / 分，心律齐，各瓣膜听诊区未闻及病理性杂音，腹部饱满，下腹部有压痛，无反跳痛，移动性浊音阳性，双下肢无水肿。

【辅助检查】

血常规：WBC 10.01×10^9/L，NE% 63.54%，HGB 120.8 g/L，PLT 282.3×10^9/L。

乙肝病毒定量：$< 1.0 \times 10^2$ IU/mL。

肿瘤系列：AFP 0.9 ng/mL，CEA 1.3 ng/mL，CA199 ＜ 2.0 U/mL，CA153 5.0 U/mL。

降钙素原：0.05 ng/mL。

乳酸：2.73 mmol/L。

肝功能：ALT 16.0 U/L，AST 17.9 U/L，DBIL 7.9 μmol/L，TBIL 15.5 μmol/L，ALB 37.7 g/L，GGT 21.9 U/L，ALP 90.1 U/L。

电解质＋肾功能＋血糖＋血氨：K^+ 3.78 mmol/L，Na^+ 140.4 mmol/L，Cl^- 102.9 mmol/L，UREA 1.52 mmol/L，CREA 59.7 μmol/L，GLU 6.71 mmol/L，TCO_2 21.2 mmol/L，NH_3 21.0 μmol/L。

凝血组合六项：PT 16.50 s，PTA 57.00%，INR 1.53，TT 13.6 s，APTT 24.20 s，Fb 370.00 mg/dL，DD 61.82 mg/L，FDP 140.87 μg/mL。

腹部彩超：肝硬化，腹水，胆囊壁毛糙，胆汁淤积，脾切除术后。门静脉系统栓塞，下腔静脉内径细。门静脉系统内径：左支矢状部附壁可及中低回声，右支起始部 7 mm，门静脉主干 10 mm。其内透声欠佳，CDFI：血流充盈差。PKV：9.2 cm/s 至 –7.2 cm/s，频谱双向。肠系膜上静脉显示欠佳，内径约 6 mm。诊断：门静脉左支栓塞、门静脉高压血流改变。

腹部 CT 平扫＋增强：肝硬化，脾切除术后，门脉主干及肠系膜上静脉广泛栓塞，门静脉海绵样变；肠系膜周围炎症，所属肠管管壁水肿增厚，少量腹水。肝实质灌注异常；肝内斑点样钙化灶。

【诊断及诊断依据】

诊断：肝炎肝硬化（活动性、失代偿期、乙型）；食管胃静脉曲张破裂出血；急性肠系膜上静脉血栓。

诊断依据：

1.肝炎肝硬化（活动性、失代偿期、乙型）、食管胃静脉曲张破裂出血：患者乙肝肝硬化病史明确，病程中曾有消化道出血，并行胃镜下治疗。此次因黑便就诊，首先考虑肝硬化、食管胃静脉曲张

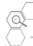
导致上消化道出血可能。

2. 急性肠系膜上静脉血栓：该患者诊断肝硬化伴脾切除术后，为门静脉系统血栓高发人群。入院后突发腹痛，表现为脐周及下腹部阵发性绞痛，程度较剧烈，与体位无关，不伴有反射痛，查体腹部柔软，无明显压痛、反跳痛及肌紧张，肠鸣音较活跃，这种"症状重、体征轻"的急腹症表现，与肝硬化患者常见的自发性细菌性腹膜炎不相符。且部分患者也可出现便血、发热等表现。急性期血浆 D- 二聚体显著升高，腹部 CT 平扫可见肠系膜静脉内高密度影，增强后密度低于周围血管密度。

【治疗及随访】

入院后给予抑酸、止血、降门静脉压、补液、抗病毒、保肝、抗感染等治疗。入院第 2 天晚患者突发腹痛，腹部 CT 提示门静脉主干及肠系膜上静脉广泛栓塞。给予禁食水、胃肠减压、补液、抑酸、止痛等治疗。诊断考虑急性肠系膜上静脉血栓，普外科会诊后，患者目前无肠坏死、肠穿孔等急诊手术指征，因我院不具备行肠系膜上动脉插管溶栓治疗条件，故给予低分子肝素抗凝治疗。经过上述治疗，入院第 5 天患者腹痛症状基本好转，复查便潜血阴性，病情好转出院，于门诊定期随诊。

病例分析

肠系膜静脉血栓形成（mesenteric venous thrombosis，MVT）可以分为急性、亚急性及慢性。突然发病的患者诊断为急性 MVT，表现为腹痛数日或数周不伴有肠坏死者诊断为亚急性 MVT，对患有门静脉或脾静脉血栓并发症者发生肠系膜静脉血栓诊断为慢性 MVT。

患有慢性 MVT 的患者一般伴有广泛的静脉侧支循环，没有腹痛。亚急性 MVT 突出的症状是腹痛但不伴有肠坏死或曲张静脉出血。急性 MVT 最危险的是易发生肠坏死或腹膜炎。

肝硬化门静脉高压所导致的门静脉系统血液回流受阻，从而导致肠系膜静脉内血流速度缓慢，易于形成血栓。该患者即为肝硬化门静脉高压基础上发生的急性 MVT 所致肠系膜缺血发作，从而导致急性腹痛为特征的临床表现。因此肝硬化患者出现腹痛为主的"急腹症"表现时，应警惕急性 MVT。急性 MVT 临床症状体征没有特异性，故常常导致误诊。如餐后的消化道症状易误认为是消化道溃疡，腹泻误认为是肠道感染，当严重腹痛为单一主诉时又多考虑是胰腺炎。但当患者发生腹水并有血栓疾病的病史或家族史时在临床上要高度怀疑 MVT。

常规实验室检查对急性 MVT 的诊断没有帮助，最常见的是血常规检查中白细胞增高，但在疾病的早、中期很少见到严重的血液浓缩。当发生肠坏死时可出现血清乳酸水平增高或发生代谢性酸中毒，但它不能提供早期诊断的线索。没有一项单一的实验室检查指标能够确诊或除外 MVT。彩色多普勒超声可以作为 MVT 的早期检查手段，诊断准确性可达 50% ~ 80%。增强 CT 检查诊断急性 MVT 的准确性可达 90% 以上。最常见的阳性所见是肠系膜上静脉增粗，中心可见低密度的血栓影像及静脉壁高密度的组织光环，同时在门静脉及脾静脉内也可见血栓存在。CT 检查另外的异常所见是肠壁增厚，肠管积气及条纹状肠系膜。应用螺旋 CT 对急性 MVT 检查时通过三维重建可以清楚地发现肠系膜上静脉血栓的部位及范围，准确性可达 100%。MRI 也可以作为 MVT 的常规检查手段。MRI 影像检查可见到同增强 CT 一样的 MVT 影像，其优点是不需用造影剂。通过肠系膜上动脉造影，MRI在静脉期表现为在肠系膜上静脉可以见到血栓存在或充盈缺损的影像或在粗大的静脉内散在的显影及延迟显影。MRI诊断急性MVT的准确性是70%。在该病例中，我们通过腹部增强CT及时发现了急性MVT的存在，为后续的有效治疗和避免肠坏死的发生，赢得了宝贵时间。

急性MVT患者的处理应当根据症状体征的严重程度而定。治疗原则是一经诊断急性MVT就应尽早的应用抗凝溶栓疗法，目的是预防肠坏死。如果发生肠坏死，则需切除坏死肠管。另一个重要治疗措施是纠正水电解质失衡，防止感染及进一步血栓形成。目前认为并不是所有MVT患者都需要手术探查。外科治疗的原则是一旦有局限性或弥漫性腹膜炎存在就应迅速进行剖腹探查术。在确定没有腹膜炎的前提下，MVT一经确诊都应首先进行抗凝疗法。目前提倡的疗法是低分子肝素治疗。调节剂量使APTT维持在正常水平的2倍。其他措施包括禁食（胃肠减压）及输液（维持水电解质平衡）。该患者即遵循上述治疗原则，给予低分子肝素抗凝治疗3天后症状消失，好转出院。

📋 王桂爽教授病例点评

由于长期门静脉高压的存在，肝硬化患者门静脉系统中血流速度极其缓慢，从而增加了血栓形成的风险。肝硬化患者最常见的血栓为门静脉血栓形成（portal vein thrombosis，PVT），是指门静脉主干和（或）门静脉左、右分支发生血栓，伴或不伴肠系膜静脉和脾静脉血栓形成。在肝病科日常临床工作中，我们常常遇到的是发病隐匿的慢性PVT，大多在超声检查时发现门静脉闭塞或门静脉海绵样变性；而对于急性 MVT 的重视程度不足。当肝硬化患者突然出现急性腹痛时，我们往往想到的是继发于腹水的自发性细菌性腹膜炎，或者肠穿孔、肠梗阻等所谓常见"急腹症"。一旦急性 MVT 漏诊或延误诊断，未能及时给予有效抗凝治疗，将增加患者肠坏死的风险，甚至导致患者的死亡。因此，提高肝病医生对急性 MVT 的认识，重视肝硬化患者发生"急腹症"临床表现时的急性 MVT 筛查，将有助于 MVT 的及早诊断，减少肠坏死等不良结局的发生。

【参考文献】

1. European Association for the Study of the Liver. EASL Clinical Practice Guidelines on prevention and management of bleeding and thrombosis in patients with cirrhosis[J]. J Hepatol，2022，76（5）：1151-1184.

2. 中华医学会消化病学分会肝胆疾病学组. 肝硬化门静脉血栓管理专家共识（2020 年，上海）[J]. 中华肝脏病杂志，2020，28（12）：999-1007.

3. 杨涛，郭小榕. 急性肠系膜静脉血栓形成的诊断与治疗 [J]. 中华血管外科杂志，2021，6（3）：156-160.

（王京京　闫杰）

病例 11　失代偿期丙型肝炎肝硬化的 抗病毒治疗

病历摘要

【基本信息】

患者，女，68 岁，主因"发现丙肝抗体阳性 15 年，反复呕血 6 个月"收入院。

现病史：患者 15 年前服用药酒后出现恶心、呕吐，在当地医院检查发现肝功能异常（具体数值不详）、丙肝抗体阳性，诊断为"丙型肝炎"，给予对症治疗后好转，此后未定期复查。6 个月前无明显诱因出现呕吐，为深咖啡色液体，可见血凝块样物质，量约 200 mL，未予以重视。4 个月前再次出现恶心、呕吐，呕吐物为咖啡色样液体，量约 300 mL，呕吐后出现认知障碍，胡言乱语，在当地医院就诊，诊断"肝硬化、食管胃底静脉曲张破裂出血、肝性脑病、腹水、胸腔积液、腹腔感染、低蛋白血症、贫血"，给予止血、脱氨、抗感染、保肝、利尿、补充白蛋白等治疗，症状好转出院。此次为抗病毒治疗就诊于我院。

既往史：26 年前曾因宫外孕行输血治疗。否认高血压、冠心病、糖尿病病史，否认其他传染病病史，否认食物、药物过敏史。

个人史：否认吸烟史，否认饮酒史。

【体格检查】

T 36.5℃，P 76 次 / 分，R 20 次 / 分，BP 140/85 mmHg。神志清楚，

笔记

贫血貌，皮肤、巩膜无黄染，肝掌阳性，蜘蛛痣阳性，双肺呼吸音清，未闻及干湿啰音及胸膜摩擦音，心律齐，各瓣膜听诊区未闻及病理性杂音，腹软，全腹无压痛及反跳痛，腹壁厚，肝脾触诊不满意，移动性浊音阴性，肝区叩击痛阴性，双下肢无水肿，踝阵挛阴性，扑翼样震颤阴性。

【辅助检查】

血常规：WBC 2.12×10^9/L，NE% 59.00%，HGB 94.0 g/L，PLT 24.0×10^9/L。贫血三项：叶酸 7.67 ng/mL，维生素 B_{12} 288.00 pg/mL，铁蛋白 19.40 ng/mL。肾功能：UREA 6.0 mmol/L，CREA 71.8 μmol/L，GLU 5.53 mmol/L。血氨：27.0 μmol/L。肝功能：ALT 15.8 U/L，AST 16.9 U/L，TBIL 18.3 μmol/L，ALB 34.8 g/L，CHE 3441 U/L，Pre-A 93.8 mg/L，CRP 0.3 mg/L。PTA 78.00%。AFP 6.18 ng/mL。乙肝五项：HBsAg 0.00 IU/mL，HBsAb 81.10 mIU/mL。抗 HCV 13.74 S/CO。HCV RNA 7.24×10^4 IU/mL。基因分型 1b 型。

心电图：窦性心律，正常 ECG。腹部彩超：肝硬化，脾大，脾静脉增宽，副脾，少量腹水。腹部 CT 平扫 + 增强 + 门静脉 CT 三维重建：肝硬化，脾大、副脾结节，脐静脉开放，胃底静脉曲张，肝内门 – 体分流，腹水。电子胃镜检查：G-E-2-2，F1，食管胃底静脉曲张轻度。

【诊断及诊断依据】

诊断：肝炎肝硬化（活动性、失代偿期、丙型）；食管胃底静脉曲张；门静脉高压；脾功能亢进；腹水；缺铁性贫血。

诊断依据：患者老年女性，慢性病程，隐匿起病。26 年前有明确输血史。15 年前发现丙肝抗体阳性，近半年反复呕血。查体见肝病面容，贫血貌，肝掌、蜘蛛痣阳性。实验室检查提示脾功能亢

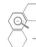

进、肝脏合成功能下降，HCV RNA 阳性，血红蛋白下降，铁蛋白下降。影像学检查提示肝硬化、脾大、腹水。胃镜检查提示食管胃底静脉曲张。综上所述，诊断明确，Child-Pugh 评分 7 分 B 级，MELD 评分 9 分。鉴别诊断已除外乙肝病毒感染、酒精、药物、脂肪堆积、自身免疫紊乱等其他原因引起的肝硬化或门静脉高压。

【治疗及随访】

入院后给予保肝利尿治疗，口服普萘洛尔降低门静脉压力，琥珀酸亚铁补充造血原料，行内镜下食管胃静脉曲张精准断流术（endoscopic selective varices devascularization，ESVD）+ 内镜下曲张静脉硬化剂注射（endoscopic injection sclerosis，EIS）。病情稳定后，给予索磷布韦 400 mg/ 维帕他韦 100 mg，1 片 / 日，联合利巴韦林（Ribavirin，RBV）600 mg/d 抗病毒治疗，计划疗程 12 周。患者服用上述药物后每日腹泻十余次，观察 2 天不能耐受，考虑为 RBV 不良反应可能性大，故停用 RBV，单用索磷布韦 / 维帕他韦抗病毒治疗。患者腹泻明显好转，1 周后出院。嘱其继续服用索磷布韦 / 维帕他韦抗病毒治疗，疗程 24 周，定期复查。

患者抗病毒治疗 2 周后门诊复查超敏 HCV RNA 未检测到病毒复制。抗病毒治疗 4 周、8 周、12 周、24 周、抗病毒治疗结束后每 3 个月均于我院随访复查，并根据食管胃底静脉曲张情况复查胃镜。随访 2 年，患者肝肾功能、甲胎蛋白均正常，超敏 HCV RNA 未检测到病毒复制，腹部彩超提示肝硬化、脾大、少量腹水。抗病毒治疗 4 月余和抗病毒疗程结束后 3 月余 2 次出现食管胃底静脉曲张破裂出血，均行内镜下止血处置术，ESVD。此后每 3 ~ 6 个月行内镜下止血处置术，ESVD+EIS，随访期间病情稳定。

病例分析

急性丙型病毒感染慢性化率为 55% ～ 85%，20 年后肝硬化发生率为 5% ～ 15%。慢性丙型肝炎可无明显症状，不易发现。该患者输血 11 年后检查发现丙肝抗体阳性、肝功能异常，未抗病毒治疗，亦未定期随诊，再次就诊时已出现了食管胃底静脉曲张破裂出血、肝性脑病、腹水、胸腔积液等多种并发症，病情已进展至肝硬化失代偿期。

所有 HCV RNA 阳性的患者，均应接受抗病毒治疗。失代偿期肝硬化患者，如无影响其生存时间的其他严重并发症，应即刻开始抗病毒治疗，抗病毒治疗方案禁用 NS3/4A 蛋白酶抑制剂和干扰素。目前，直接抗病毒药物（direct antiviral agent，DAA）疗效确切，国内外各指南均优先推荐无干扰素的泛基因型方案，其在已知主要基因型和主要基因亚型的丙型肝炎病毒（hepatitis C virus，HCV）感染者中都能达到 90% 以上的持续病毒学应答（sustained virologic response，SVR）。在进行抗病毒治疗前，除了需评估患者肝脏疾病的严重程度、肾脏功能、HCV RNA 水平、HCV 基因型、HBsAg，还需评估患者的合并疾病及合并用药，评估 DAA 与合并用药间的潜在药物间相互作用。索磷布韦 / 维帕他韦是泛基因型药物，在Ⅲ期临床试验中，索磷布韦 / 维帕他韦联合 RBV 治疗 12 周，在失代偿期肝硬化基因 1a 型、1b 型、2 型、3 型和 4 型的 SVR 率分别为 94%、100%、100%、85% 和 100%。指南建议失代偿期肝硬化患者联合 RBV 疗程 12 周，如果患者有 RBV 禁忌或无法耐受 RBV，则不联合 RBV，但疗程延长至 24 周。治疗期间应监测疗效和不良反应，治疗后也要继续随访及评估。建议在治疗的基线、治疗第 4 周、治

笔记

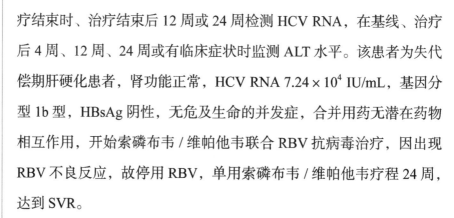

疗结束时、治疗结束后 12 周或 24 周检测 HCV RNA，在基线、治疗后 4 周、12 周、24 周或有临床症状时监测 ALT 水平。该患者为失代偿期肝硬化患者，肾功能正常，HCV RNA 7.24×10^4 IU/mL，基因分型 1b 型，HBsAg 阴性，无危及生命的并发症，合并用药无潜在药物相互作用，开始索磷布韦 / 维帕他韦联合 RBV 抗病毒治疗，因出现 RBV 不良反应，故停用 RBV，单用索磷布韦 / 维帕他韦疗程 24 周，达到 SVR。

食管胃静脉曲张破裂出血是肝硬化门静脉高压症临床最常见的消化道急症之一，在病因治疗的基础上，应联合药物、内镜、介入甚至外科治疗。非选择性 β 受体阻滞剂可用于出血风险大的轻度食管胃静脉曲张和中重度食管胃静脉曲张的预防治疗。内镜治疗应在药物治疗的基础上实施，非选择性 β 受体阻滞剂联合内镜治疗是食管胃静脉曲张破裂出血首选的二级预防方案。经颈静脉肝内门体静脉分流术（transjugular intrahepatic portosystemic shunt，TIPS）可作为急性出血一线治疗手段，或者作为药物和内镜治疗效果不佳的补救手段，止血率达 90% 以上。对于急性出血停止后患者，TIPS 可作为二线预防手段。经上述治疗效果不理想 / 不宜行上述治疗的 Child A/B 级患者可行外科治疗，对于 Child C 级患者应首选肝移植。该患者为 Child B 级，反复出现食管胃静脉曲张破裂出血，在抗病毒治疗的基础上，应用普萘洛尔联合内镜治疗的二级预防方案，病情控制稳定。

段雪飞教授病例点评

该患者有明确输血史，发现丙肝抗体阳性后未系统诊治，再就诊时已进展至失代偿期肝硬化阶段。对于失代偿期丙型肝炎肝硬化患

笔记

者，指南推荐 DAA 泛基因型方案，我们计划给予索磷布韦 / 维帕他韦联合 RBV 12 周方案，但因利巴韦林不良反应，及时调整为索磷布韦 / 维帕他韦 24 周方案，疗效好，达到了 SVR。虽然抗病毒治疗后 HCV RNA 转阴，但肝硬化并发症仍可能反复出现。该患者突出的表现是反复出现食管胃静脉曲张破裂出血，应用非选择性 β 受体阻滞剂联合内镜治疗的预防方案符合专家共识意见。目前，尚无有效的预防性丙型肝炎疫苗可供使用，因此，对丙型肝炎高危人群进行筛查及管理尤为重要。早发现、早诊断、早治疗，避免进展至肝硬化、原发性肝细胞癌，同时，对所有 HCV 感染者进行治疗可降低传播风险。

【参考文献】

1. 中华医学会肝病学分会，中华医学会感染病学分会 . 丙型肝炎防治指南（2019 年版）[J]. 临床肝胆病杂志，2019，35（12）：2670-2686.

2. BOURLIÈRE M，PIETRI O. Hepatitis C virus therapy：no one will be left behind[J]. Int J Antimicrob Agents，2019，53（6）：755-760.

3. 北京医师协会门静脉高压专科医师分会，中国研究型医院学会肝病专业委员会门静脉高压学组，中国研究型医院学会肝病专业委员会 . 肝硬化门静脉高压症多学科诊治（基于肝静脉压力梯度）专家共识 [J]. 临床肝胆病杂志，2021，37（9）：2037-2044.

（张亦瑾）

病例 12　HCV 相关原发性肝癌的治疗

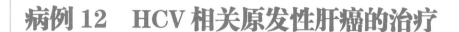

病历摘要

【基本信息】

患者，女，59 岁，主因"肝区不适 5 年，肝占位 4 年余，腹痛 3 天"以"肝功能异常"收入院。

现病史：患者入院 5 年前无明显诱因出现肝区不适，偶有腹部饱胀，就诊于我院门诊，实验室检查丙肝病毒定量 3.14×10^5 IU/mL，开始口服索磷布韦、达拉他韦抗病毒治疗共 3 个月，复查丙肝病毒定量 $< 2.5 \times 10^2$ IU/mL，同期提示肝脏肝硬化、肝脏结节病变。3 个月后患者因呕血于我院住院，期间行腹部增强 CT 提示"肝硬化、肝占位"。行胃镜及内镜下组织胶治疗，出血停止，初次住院后 5 个月行肝动脉造影检查，明确诊断原发性肝癌，并给予肝动脉化疗栓塞治疗。此后患者反复因上消化道出血于我院住院治疗，规律复诊，多次行介入治疗。此后开始规律行仑伐替尼 12 mg 每日 1 次口服联合卡瑞利珠单抗 200 mg 每 3 周 1 次靶向治疗及免疫治疗。入院前 3 日患者自觉右上腹痛，向腰背部放射，伴恶心。就诊于当地医院，实验室检查血常规：WBC 5.3×10^9/L，NE% 77%，CRP 21 mg/L。腹部超声：胆囊体积增大、壁增厚、胆囊腔内絮状回声，胆汁淤积？考虑急性胆囊炎可能，予口服莫西沙星抗感染治疗，患者自觉腹痛症状好转。现患者为进一步诊治收入我科。

既往史：高血压病史 20 年余，血压最高 170/120 mmHg，服用替米沙坦降压治疗，目前血压控制尚可，未进行药物治疗。诊断反

笔记

流性食管炎 1 年余。27 年前行剖宫产手术，24 年前因宫外孕行手术治疗，2 次围手术期均有输血史。否认冠心病、糖尿病病史，否认食物、药物过敏史，否认外伤史。

个人史：生于北京，偶尔吸烟，有饮酒史 10 余年，每日饮啤酒 1 瓶，已戒酒 9 年。已婚、已育，育有 1 子，配偶及孩子体健。14 岁月经初潮，月经周期规律，50 岁绝经。

家族史：否认家族遗传病病史。

【体格检查】

T 36.5 ℃，P 80 次 / 分，R 20 次 / 分，BP 120/75 mmHg。神志清楚，皮肤、巩膜无明显黄染，双肺呼吸音清，未闻及干湿啰音及胸膜摩擦音。心界不大，心率 80 次 / 分，心律齐，各瓣膜听诊区未闻及病理性杂音，腹部平软，右上腹轻压痛，无反跳痛，脾脏肋下 2 cm，Murphy 征阳性，余处无压痛及反跳痛，移动性浊音阴性，双下肢无水肿。

【辅助检查】

血常规：WBC 4.12×10^9/L，NE% 68.50%，HGB 109.0 g/L，PLT 64.0×10^9/L。PTA 67%。肝功能：ALT 165.0 U/L，AST 163.3 U/L，TBIL 70.6 μmol/L，DBIL 54.4 μmol/L，ALB 36.9 g/L，GGT 88.7 U/L，ALP 176.4 U/L，CHE 3388 U/L，TBA 65.6 μmol/L。电解质 + 肾功能：K^+ 3.54 mmol/L，Na^+ 137.3 mmol/L，Cl^- 104.0 mmol/L，BUN 4.50 mmol/L，CREA 52.3 μmol/L，URCA 299.0 μmol/L，GLU 4.85 mmol/L，TCO_2 23.0 mmol/L，NH_3 22.0 μmol/L。肿瘤系列：AFP 1.11 ng/mL，CEA 1.0 ng/mL，CA199 23.8 U/mL，CA153 8.5 U/mL，HE4 65.4 pmol/L，ProGRP 38.9 pg/mL。丙肝抗体：14.61 S/CO，阳性反应。丙型肝炎病毒核酸（超敏）：未检测到。腹部 MRI：①肝占

位介入治疗术后改变，对比之前 MRI，未见复发征象，建议定期复查。②肝硬化、再生结节形成，脾大、脾内铁质异常沉积可能性大，食管胃底静脉曲张，少量腹水。③肝左外叶小血管瘤，对比前片，未见显著变化。④胆囊结石？肝内小囊肿；双肾小囊肿。

【诊断及诊断依据】

诊断：急性胆囊炎；原发性肝癌；肝动脉化疗栓塞术后；肝癌微波消融术后；肝炎肝硬化（活动性失代偿期、丙型）；门静脉高压；食管胃底静脉曲张；脾功能亢进；腹水；高血压病 2 级（高危）；反流性食管炎；胆囊结石？肝内小血管瘤；肝囊肿；双肾囊肿。

诊断依据：①急性胆囊炎。患者中年女性，此次 3 日前突发右上腹疼痛，向背部放射。外院查血管中白细胞计数高于患者既往白细胞水平，中性粒细胞比例及 CRP 升高，腹部超声提示"胆囊体积增大、壁增厚"，给予口服喹诺酮类药物后患者自觉症状明显好转。结合患者查体右上腹压痛，Murphy 征阳性，诊断明确。②原发性肝癌、肝动脉化疗栓塞术后、肝癌微波消融术后。患者中年女性，丙肝肝硬化基础。既往我院腹部增强 CT 提示肝占位，我院介入科行肝动脉造影诊断明确，并多次行肝动脉化疗栓塞术及微波消融术治疗。据此诊断明确。③肝炎肝硬化（活动性失代偿期、丙型）、门静脉高压、食管胃底静脉曲张、脾功能亢进、腹水。患者中年女性，20 余年前有输血史。临床以肝区不适、腹胀起病，我院实验室检查丙肝病毒抗体及丙肝病毒核酸均为阳性，给予规范抗丙肝病毒治疗后丙肝病毒核酸转阴。病程中反复出现上消化道出血、腹水等肝硬化失代偿期表现，血常规中血小板计数偏低，腹部影像学提示"肝硬化、脾大、食管胃底静脉曲张"，据此诊断如上。④高血压病 2 级（高危）、反流性食管炎、胆囊结石？肝内小血管瘤、肝囊肿、双肾囊肿。根据患者既往病史及检查结果，诊断明确。

【治疗及随访】

此次患者因急性胆囊炎入院，给予头孢哌酮钠舒巴坦钠积极抗感染及还原型谷胱甘肽、异甘草酸镁、多烯磷脂酰胆碱等药物保肝降酶等治疗，患者症状缓解，复查各项炎症指标恢复正常。

基础疾病为慢性病毒性肝炎丙型，虽经积极抗病毒治疗后，丙肝病毒载量转阴，但患者病程已发展至肝硬化失代偿期，反复出现腹水、上消化道出血等并发症，间断住院对症治疗并发症，生活质量明显下降。后患者门诊复诊过程中发现肝占位，结合影像表现及经肝动脉造影检查，符合原发性肝癌表现。肝胆外科会诊评估无外科手术切除根治机会，故给予多次肝动脉化疗栓塞术及微波消融术治疗，患者病变仍有间断进展，后加用仑伐替尼联合卡瑞丽珠单抗进行靶向药物治疗及免疫治疗，患者腹部 MRI 提示肝内病灶未再进展。病情得到有效控制。

病例分析

原发性肝癌是目前我国第 4 位常见恶性肿瘤及第 2 位肿瘤致死病因，目前认为肝癌的发生是一个多阶段、多因素协同作用，经过启动、促癌和演进等多步骤过程。大量研究均揭示了肝炎病毒，尤其是乙型肝炎病毒和丙型肝炎病毒，均与原发性肝癌（hepatocellular carcinoma，HCC）的发生有着密切的关系。肝炎病毒通过引起肝炎、肝硬化，并在其他促癌因素（如黄曲霉毒素、酗酒、饮用水污染、遗传因素等）的协同作用下，最后导致 HCC 的发生。本患者曾于 20 世纪 90 年代初接受输血治疗，这是我国丙型肝炎的主要传

笔记

播途径。随着科技的发展，近年来直接抗病毒药物（DAA）成为抗丙肝治疗首选。丙型肝炎较易慢性化和症状不典型等特点，导致众多患者错过治疗丙型肝炎的最佳时机。大部分丙型肝炎患者初诊就已处于肝硬化阶段，即便治疗获得 SVR，也会因诸多并发症反复住院，影响生存质量。DAA 治疗获得 SVR 的患者在治疗结束后仍有进展为 HCC 的风险，已获得 SVR 的肝硬化患者每年发生 HCC 的概率为 1.39%。大规模系统综述显示，与未接受抗病毒治疗的人群相比，DAA 治疗可明显降低 HCC 的发病风险，不同 DAA 方案治疗后，HCC 发病率无明显差异。

肝癌治疗常见方法包括肝切除术、肝移植术、消融治疗、经导管动脉栓塞化疗、放射治疗、系统抗肿瘤治疗（分子靶向药物治疗、免疫治疗、化学治疗、中医中药治疗）等多种手段，针对不同分期的肝癌患者选择合理的治疗方法，可以使疗效最大化。目前一线抗肿瘤治疗方案包括：阿替利珠单抗联合贝伐珠单抗、信迪利单抗联合贝伐珠单抗类似物、多纳非尼、仑伐替尼、索拉非尼、FOLFOX4 方案、PD-1/PD-L1 抑制剂联合免疫治疗等；二线抗肿瘤治疗方案包括：瑞戈非尼、阿帕替尼、卡瑞利珠单抗、替雷利珠单抗、帕博利珠单抗、纳武利尤单抗联合伊匹木单抗、卡博替尼、雷莫芦单抗等药物。

结合本例患者，患者虽然经过规范抗病毒治疗，仍在就诊过程中发现肝癌。经过反复介入治疗后，肝癌病灶间断进展，根据患者病情及经济情况，选择仑伐替尼联合卡瑞利珠单抗抗肿瘤治疗。截至此次入院，患者肝内病灶无进展，肝肾功能、血常规基本正常。整体评估肿瘤进展得到控制。但仍需警惕其他并发症，如肝癌破出血、手足综合征、反应性毛细血管增生症、甲状腺功能减退、肝损伤等不良反应。

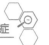

📋 郭嘉祯教授病例点评

该病例为慢性丙型肝炎进展为肝硬化、原发性肝癌典型病例，回顾诊治过程，总结以下经验：

1. 肝癌的筛查：对肝癌高危人群的筛查与监测有助于肝癌的早期发现、早期诊断和早期治疗，是提高肝癌疗效的关键。尽管抗 HCV 治疗可显著降低 HCC 发生风险，但仍然无法完全避免原发性肝癌的发生。该患者就诊时已处于肝硬化失代偿期，后反复发生肝脏失代偿事件，肝癌分期为 CNLC Ⅲ 期，失去根治及早期治疗机会。高危人群肿瘤筛查在临床工作中需进一步加强宣教。

2. 肝癌治疗方案选择：由于患者无手术根治性治疗指征，我们采取了系统抗肿瘤治疗方案。即在肝动脉化疗栓塞、射频消融术基础上应用分子靶向药物、免疫检查点抑制剂抗肿瘤及保肝对症支持综合治疗方案。目前一线抗肿瘤药物为阿替利珠单抗联合贝伐珠单抗。该患者选择仑伐替尼联合卡瑞利珠单抗治疗。患者为晚期肝癌患者，现生存已超过 4 年，且生活质量良好。因此，针对晚期肝癌患者的系统抗肿瘤治疗可以控制疾病进展，改善生活质量，延长患者生存时间。

【参考文献】

1. 中华医学会肝病学分会肝癌学组 . HBV/HCV 相关肝细胞癌抗病毒治疗专家共识（2021 年更新版）[J]. 临床肝胆病杂志，2021，37（10）：2292-2302.

2. 中华人民共和国国家卫生健康委员会医政医管局 . 原发性肝癌诊疗指南（2022 年版）[J]. 中华消化外科杂志，2022，21（2）：143-168.

（程澄）

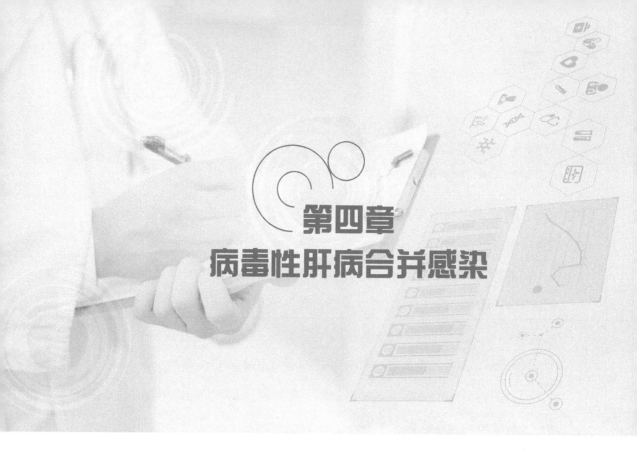

第四章
病毒性肝病合并感染

病例 13 慢加急性肝衰竭合并内源性真菌性眼内炎

病历摘要

【基本信息】

患者，女，47岁，主因"眼黄、尿黄1月余"收入院。

现病史：患者入院1月余前因乳腺增生服用中药汤剂治疗后出现眼黄、尿黄。外院查肝功能显示 ALT 475 U/L、AST 487 U/L、TBIL 166.6 μmol/L、DBIL 97.1 μmol/L、ALB 26 g/L，GGT 211 U/L，ALP

134 U/L，CHE 2774 U/L；PTA 47.1%；乙肝五项显示 HBsAg（＋）、HBsAb（－）、HBeAg（－）、HBeAb（＋）、HBcAb（＋），HBV DNA 定量阴性。给予保肝退黄、补充白蛋白等治疗。16 天前无明显诱因出现发热，体温最高 39.2 ℃，多于午后发热，无畏寒、寒战，无皮疹，无咳嗽、咳痰，体温可自行降至正常。复查胆红素较前升高，超敏 HBV DNA 292 IU/mL，于 10 天前开始恩替卡韦 0.5 mg/d 抗病毒治疗，同日加用甲强龙 80 mg 静脉滴注，次日开始甲强龙 40 mg/d，共 6 日，后改为甲泼尼龙片 20 mg/d 1 次口服，体温降至正常，出现双下肢水肿、偶有干咳，复查 TBIL 412.3 μmol/L，PTA 56.3%，空腹血糖 14.42 mmol/L，转至我院。

既往史：10 天前开始糖皮质激素治疗后发现血糖升高，诊断 2 型糖尿病，空腹血糖最高 9.0 mmol/L，餐后血糖最高 20 mmol/L，血糖控制不佳。剖宫产史 20 年，10 余年前车祸致胸椎骨折行内固定术，有输血及血制品应用史，喹诺酮类药物过敏史。

个人史：否认吸烟、饮酒史。

家族史：母亲患肺结核，否认乙肝家族史及糖尿病家族史。

【体格检查】

T 36.3 ℃，P 87 次 / 分，R 19 次 / 分，BP 114/67 mmHg，身高 163 cm，体重 65 kg，BMI 24.5 kg/m²，神志清楚，精神可，肝病面容，肝掌可疑阳性，皮肤、巩膜重度黄染，双上肢散在淤斑，双侧巩膜重度黄染，睑结膜略苍白，双侧瞳孔等大等圆，对光反射灵敏，双肺呼吸音清，未闻及干湿啰音，心律齐，未闻及杂音。腹饱满、软，肝脾肋下未触及，无压痛及反跳痛，移动性浊音可疑，双下肢中度水肿。

【辅助检查】

血常规：WBC 11.30×10^9/L，NE% 89.60%，RBC 3.29×10^{12}/L，HGB 104.0 g/L，PLT 143.0×10^9/L。肝功能：ALT 252.5 U/L，AST 182.0 U/L，TBIL 477.2 μmol/L，DBIL 384.4 μmol/L，ALB 31.0 g/L，GGT 399.6 U/L，ALP 120.2 U/L，CHE 1826 U/L。PTA 58%。INR 1.53。空腹血糖 16.79 mmol/L。PCT 0.46 ng/mL。AFP 485.4 ng/mL。自身免疫性肝病检测提示 ANA（核颗粒型）1 : 320，ANA（胞浆型）1 : 320；抗 SS-A 抗体（+++）、抗肝细胞浆抗体（++），余抗体未见异常。IgG 20 g/L（正常值为 7.51 ～ 15.6 g/L）。尿涂片见到真菌孢子。C 反应蛋白、G 试验、血沉、结核分枝杆菌抗体、铁蛋白、类风湿因子、抗链 "O"、电解质、肾功能、丙肝抗体、艾滋病病毒抗体、梅毒等检查均为阴性。腹部超声：肝弥漫性病变、胆囊壁毛躁、左肾小；少量腹水，未检测到胸腔积液；门静脉血流未见异常。胸部 CT：右肺中叶少许慢性炎症。

【诊断及诊断依据】

诊断：慢加急性肝衰竭 A 型（MELD 评分 24 分），低蛋白血症，腹水，胆汁淤积，病毒性肝炎乙型（慢性、重度），药物性肝损伤不除外 [混合型、急性 RUCAM 评分 4 分（可能）、严重程度 3 级]，尿路感染（真菌感染），2 型糖尿病伴血糖控制不佳，轻度贫血。

诊断依据：患者中年女性，发现 HBsAg 阳性 10 余年。此次发病前因 "乳腺增生" 服用中药汤剂，随后出现皮肤、巩膜黄染，恶心、呕吐等消化道症状，伴肝功能异常，转氨酶、胆红素显著升高，PTA 下降，INR 最低 1.62，HBV DNA 阳性。腹部超声提示少量腹水。尿涂片可见真菌孢子。空腹血糖显著升高。血红蛋白轻度下降。

【治疗及随访】

入院后给予患者糖尿病饮食、恩替卡韦 0.5 mg qn 口服抗病毒，甲泼尼龙片 20 mg qd 逐渐减量（每周减 4 mg）、异甘草酸镁注射液、还原型谷胱甘肽注射液静脉注射保肝抗炎，丁二磺酸腺苷蛋氨酸注射液退黄，生物合成人胰岛素注射液三餐前联合精蛋白人胰岛素注射液睡前皮下注射控制血糖，调节肠道微生态等对症治疗，病情较前好转。患者入院后 1 周（6 月 3 日）突发左眼红、视物模糊。6 月 4 日出现发热，左眼视力迅速下降至手动 / 眼前，血 G 试验阳性（240 pg/mL）。GM 试验阴性。尿涂片可见真菌孢子及菌丝。尿培养提示真菌生长。复查胸部 CT 右肺上叶及下叶结节，考虑为新发感染性结节。眼科会诊眼底镜检查提示：右眼颞下网膜可见圆形病灶；左眼玻璃体混浊眼底窥不入（图 13-1）。立即行左眼前房穿刺 + 玻璃体腔注药（地塞米松、头孢他啶、万古霉素），左眼玻璃体液病原体高通量测序提示白念珠菌。诊断：左眼内源性真菌性眼内炎（白念珠菌）、右眼真菌性视网膜脉络膜炎、肺部感染、尿路感染。激素减量停用，给予伏立康唑静脉注射抗真菌治疗。治疗后患者体温正常，右肺结节缩小，肝功能好转，继续全身伏立康唑抗真菌治疗，双眼玻璃体腔注射两性霉素 B 加强局部治疗，左眼仅光感。8 月 5 日于北京某医院局麻下行左眼瞳孔成形术 + 晶状体切除术 + 玻璃体切割术 + 剥膜术 + 视网膜切开松解术 + 眼内注药术，术中玻璃体腔内注射两性霉素 B，术中取玻璃体标本送检做微生物学检查。标本直接涂片未见细菌，可见酵母样孢子及假菌丝（少量），抗酸染色阴性。真菌培养结果为白念珠菌。细菌培养结果阴性。根据药敏结果予氟康唑抗真菌治疗。术后 1 个月复查患者右眼视力同前，但左眼仍仅有光感。

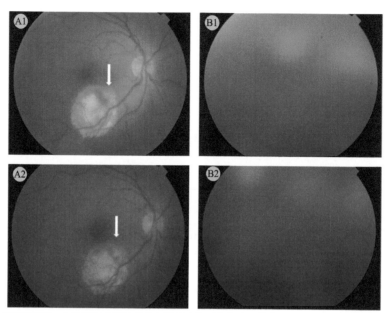

A1. 右眼眼底照，右眼颞下方可见黄白色圆形病灶（白色实心箭头）；B1. 左眼眼底照，可见玻
　璃体腔大片混浊，眼底窥不入。治疗 4 周后：A2. 右眼眼底照，右眼颞下方黄白色圆形病灶较
　前局限（白色实心箭头）；B2. 左眼眼底照，可见玻璃体腔大片混浊，眼底窥不入。

图 13-1　双眼眼底照首诊

病例分析

　　本例患者为中年女性，有慢加急性肝衰竭、2 型糖尿病病史，免疫力低下，有糖皮质激素应用史，存在发生继发感染的高危因素，结合患者眼部症状和眼部体征，诊断内源性眼内炎。结合实验室检查血 G 试验阳性，左眼玻璃体液病原体高通量测序提示白念珠菌，考虑慢加急性肝衰竭合并内源性真菌性眼内炎。经积极抗真菌治疗，挽救了右眼视力，左眼行瞳孔成形术＋晶状体切除术＋玻璃体切割术＋剥膜术＋视网膜切开松解术＋眼内注药术，术后左眼仅有光感。术中标本直接涂片未见细菌，可见酵母样孢子及假菌丝（少量），真菌培养结果为白念珠菌。对于内源性真菌性眼内炎，目前临床可选择的抗真菌药物主要包括多烯类、三唑类和棘白菌素类。本例患者给予伏立康唑静脉注射抗真菌治疗，双眼玻璃体腔注射两性霉素 B 加强局部治疗，但左眼仍仅有光感。术中取玻璃体标本送检做微生物学检查，标本直接涂片可见酵母样孢子及假菌丝（少量），抗酸染色阴性，真菌培养结果为白念珠菌，支持术前诊断。

赵红教授病例点评

肝衰竭患者一方面由于机体处于免疫抑制状态，对机会致病菌抵抗力降低，真菌常常因此乘机生长、繁殖形成病灶，并侵犯周围组织或向他处播散；另一方面，往往住院时间长、并发症多或有广谱抗生素及糖皮质激素应用史，需要中心静脉置管、人工肝治疗等侵袭性诊疗技术支持，也使侵袭性真菌感染的风险增加。此类患者最常见的致病菌为白念珠菌，最常见的感染部位为肺部，其次为肠道、泌尿系统、腹腔、循环系统及其他，眼内感染少见，但应高度警惕。本例患者有 2 型糖尿病及糖皮质激素应用史，双眼几乎同时发病，眼部病变隐匿，病情进展快，早期诊断、及时明确病原体并选择针对性治疗显得至关重要。在患者发生眼部症状、G 试验阳性时，第一时间行玻璃体液病原学高通量测序病原学检查，结果提示白念珠菌，后来的玻璃体液真菌培养亦证实白念珠菌。经过全身和局部针对性抗真菌治疗，左眼累及玻璃体，抗炎效果不佳的情况下，及时行左眼玻璃体切割术，最终避免了左眼球摘除，挽救了右眼视力。在临床工作中，对于有高危因素的肝衰竭患者，应高度警惕合并感染，力争早期诊断，及时治疗，改善患者的预后。

【参考文献】

1. ALEXOPOULOU A，VASILIEVA L，AGIASOTELLI D，et al. Fungal infections in patients with cirrhosis[J]. J Hepatol，2015，63（4）：1043-1045.

2. 中华医学会感染病学分会肝衰竭与人工肝学组，中华医学会肝病学分会重型肝病与人工肝学组 . 肝衰竭诊治指南（2018 年版）[J]. 中华肝脏病杂志，2019，27（1）：18-24.

（曹颖）

病例 14 乙型肝炎肝硬化合并丹毒诱发肝性脑病

病历摘要

【基本信息】

患者，男，65岁，主因"乏力、双下肢水肿14年，发热3天，反应迟钝1天"收入院。

现病史：患者14年前无明显诱因出现乏力、下肢水肿，无纳差、腹胀、尿黄，检查发现HBsAg（＋），肝功能异常（具体不详），外院诊断为"早期肝硬化"，未予特殊治疗。12年前检查HBV DNA 10×10^5 copies/mL，口服阿德福韦酯抗病毒治疗，用药3个月后HBV DNA降至 10×10^4 copies/mL，之后波动于 $10 \times 10^2 \sim 10 \times 10^4$ copies/mL，自行停用抗病毒药物，服用中药治疗。11年4个月前无明显诱因再次出现腹胀、双下肢水肿，在我院住院，诊断"肝炎肝硬化（活动性、失代偿期、乙型）、腹水、腹腔感染"，给予抗感染、保肝、利尿治疗，并给予替比夫定抗病毒治疗，病情好转出院。11年前大量进食蛋白质食物后出现定向力及计算力下降，夜间睡眠差，伴腹胀、尿少，再次住我院，诊断为"肝炎肝硬化（活动性、失代偿期、乙型）、肝性脑病、腹水、低蛋白血症"，给予纠正肝性脑病、补充白蛋白、利尿治疗后好转出院。院外继续抗病毒、保肝、利尿治疗。后因下肢乏力，换用拉米夫定联合阿德福韦酯抗病毒治疗。10年前右下肢在刮痧后出现水肿，伴发热，体温最高

38.6 ℃，诊断下肢丹毒，经头孢西丁抗感染治疗后体温正常，病情好转。此后反复因下肢丹毒于我院住院治疗。3 天前无明显诱因再次出现发热，体温最高 39 ℃，伴畏寒，无寒战，双下肢红肿，局部皮温升高，无咳嗽、咳痰、尿急、尿痛、腹痛、腹泻。在我院急诊就诊，经头孢米诺、奥硝唑抗感染治疗后体温下降。1 天前出现反应迟钝，为进一步诊治收入院。

既往史：否认输血史。否认高血压、冠心病、糖尿病病史，否认其他传染病病史，否认重大外伤及手术史。否认食物、药物过敏史。

个人史：否认吸烟史。既往有饮酒史，已戒酒 10 余年。

【体格检查】

T 37.5℃，P 82 次 / 分，R 21 次 / 分，BP 123/76 mmHg。神志清楚，反应迟钝，定向力、计算力下降，肝病面容，皮肤、巩膜轻度黄染，肝掌阳性，蜘蛛痣阳性，双肺呼吸音清，未闻及干湿啰音及胸膜摩擦音，心律齐，各瓣膜听诊区未闻及病理性杂音，腹软，全腹无压痛及反跳痛，肝脾肋下未触及，移动性浊音阴性，肝区叩击痛阴性。双下肢膝关节以下皮肤红肿，表面张力较高，边界较清楚，无破溃，压痛明显，局部皮温高、重度水肿，左下肢明显。扑翼样震颤阳性，踝阵挛阳性。

【辅助检查】

血常规：WBC 5.84×10^9/L，NE% 89.60%，HGB 96.00 g/L，PLT 64.00×10^9/L。CRP 12.4 mg/L。PCT 0.15 ng/mL。电解质 + 肾功能 + 血氨：Ca^{2+} 2.10 mmol/L，P 0.50 mmol/L，UREA 3.01 mmol/L，CREA 62.7 μmol/L，NH_3 78 μmol/L。肝功能：ALT 35.6 U/L，AST 53.9 U/L，TBIL 43.3 μmol/L，DBIL 21.2 μmol/L，ALB 25.0 g/L，CHE 2744 U/L。PTA 55.0%。AFP：1.00 ng/mL。乙肝五项：HBsAg >

250.00 IU/mL，HBeAb 0.22 S/CO，HBcAb 7.94 S/CO。（超敏）
HBV DNA：未检测到病毒复制。丙肝抗体、丁肝系列均阴性。血培
养未见细菌、真菌生长（培养 5 天）。

腹部彩超：肝硬化，脾大，少量腹水，门静脉高压，门静脉侧
支循环开放。胸部 CT 平扫：①双肺散在浅淡磨玻璃密度影，考虑间
质性炎症；②左下叶基底段少许慢性炎症；③双肺下叶胸膜下磨玻
璃密度影，考虑坠积效应所致可能性大。腹部 CT（平扫＋增强）+
门静脉 CT 三维重建：肝硬化，脾大，腹水，门静脉右支－下腔静脉
侧支开放，食管下段静脉曲张。

【诊断及诊断依据】

诊断：肝炎肝硬化（活动性、失代偿期、乙型）；肝性脑病 2 级；
腹水；下肢丹毒。

诊断依据：患者老年男性，慢性病程，14 年前诊断乙肝肝硬化，
未及时进行系统规范的抗病毒治疗，此后反复出现腹水、低蛋白血
症、肝性脑病等并发症。此次因发热、反应迟钝入院。查体：反应
迟钝，定向力、计算力下降，肝病面容，轻度黄染，肝掌、蜘蛛痣
阳性。双下肢红肿，皮肤表面紧张发亮，边界较清楚，压痛明显，
局部皮温高。扑翼样震颤阳性，踝阵挛阳性。实验室检查提示感染
指标升高，血氨升高，脾功能亢进、肝脏合成功能下降。影像学检
查提示肝硬化、脾大、少量腹水、门静脉高压、门静脉侧支开放。
综上所述，诊断明确。Child-Pugh 评分 10 分 C 级。MELD 评分 15 分。
鉴别诊断已除外其他原因引起的肝硬化或门静脉高压，已除外精神
障碍、其他原因引起的脑病。

【治疗及随访】

入院后嘱患者卧床，抬高患肢，给予头孢哌酮钠舒巴坦钠静脉

滴注抗感染，乳果糖口服及灌肠、门冬氨酸鸟氨酸静脉滴注降氨，人血白蛋白静脉滴注纠正低蛋白血症，还原型谷胱甘肽静脉滴注保肝，呋塞米、螺内酯口服利尿等治疗。换用富马酸丙酚替诺福韦（tenofovir alafenamide fumarate，TAF）抗病毒治疗。经治疗，患者体温正常，神志转清，下肢肿胀明显好转，感染指标正常，白蛋白水平升高，2周后病情好转出院。出院后继续 TAF 抗病毒及保肝、利尿治疗。嘱患者及家属注意控制高蛋白饮食、调节肠道微生态、保持大便通畅。注意下肢皮肤卫生，避免皮肤破损。

出院后门诊定期复查，肝功能基本正常，血氨正常，血磷恢复正常，甲胎蛋白正常，HBV DNA 未检测到，腹部彩超提示肝硬化、脾大、少量腹水。肝病病情平稳，但下肢丹毒仍反复发作，均给予及时抗感染治疗后好转，随访 1 年未再发生肝性脑病。

病例分析

该患者 14 年前首次就诊时考虑乙肝肝硬化早期，未及时进行系统规范的抗病毒治疗，病情逐渐进展至失代偿期。对于失代偿期乙型肝炎肝硬化者，推荐采用一线药物恩替卡韦或富马酸替诺福韦酯长期治疗，若必要可应用 TAF 治疗。正在应用非一线药物治疗的患者，建议换用强效低耐药的一线药物。核苷（酸）类似物总体安全性和耐受性良好，但仍可能有不良反应的发生，因此在治疗过程中应密切观察，一旦出现应及时换用其他药物，同时给予积极的相应治疗干预。该患者抗病毒时机偏晚，经抗病毒治疗后 HBV DNA 达到未检测到水平，但以往应用的抗病毒方案均为二线药物，且血磷明显下降，考虑为阿德福韦酯不良反应，因此抗病毒方案调整为 TAF。

肝性脑病（hepatic encephalopathy，HE）是终末期肝病患者主要死因之一，早期识别、及时治疗是改善肝性脑病预后的关键。去除 HE 的诱因是治疗的重要措施。该患者两次出现 HE，但诱因不同。失代偿期肝硬化患者应积极预防及治疗感染、消化道出血、电解质紊乱、酸碱平衡失调、便秘等 HE 的诱发因素，避免大量放腹水或利尿，避免摄入过量高蛋白饮食。在第一次显性 HE 发作后，推荐二级预防。二级预防的重点是患者及其家属健康教育、控制血氨升高及调节肠道微生态。

丹毒又称急性网状淋巴管炎，是皮肤和黏膜网状淋巴管的急性炎症感染，主要由 A 群 β- 溶血性链球菌侵袭所致，好发于下肢和面部。导致丹毒的发病原因很多，如手足癣、静脉炎、虫咬皮疹和皮肤破溃等。其主要表现为境界清楚的局限性红肿热痛，与正常组织有明显的分界线，具有炎症蔓延迅速、治疗困难和极易复发等临床特点，病情严重者可出现化脓性淋巴管炎、脓毒血症及败血症等并发症。治疗方面，应早期给予足量有效的抗菌药物治疗，首选青霉素，疗程 10 ～ 14 天。对青霉素过敏者可选用大环内酯类抗菌药物。皮损表面可外用抗生素类软膏，可辅以物理疗法等。该患者诊断肝硬化失代偿期、慢性肝衰竭，属于免疫力低下人群，既往出现过腹腔感染，丹毒反复发作，此次发作诱发肝性脑病，感染严重，因此选择了广谱抗生素头孢哌酮钠舒巴坦钠抗感染，取得了良好的效果。

段雪飞教授病例点评

该患者进展至肝硬化才发现HBV感染，且2年后才开始抗病毒，

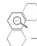

期间还自行停药，导致病情逐渐进展，反复出现腹水、肝性脑病等并发症，总体而言抗病毒时机偏晚。抗病毒治疗是慢性乙型肝炎及肝硬化患者治疗的关键，符合抗病毒适应证的患者应尽早行规范的抗病毒治疗，并首选推荐强效低耐药的一线方案，肝硬化患者需长期治疗，不能停药。抗病毒治疗过程中应密切观察，一旦出现药物不良反应，应及时调整抗病毒方案。已进展至失代偿期肝硬化的患者不但要重视病因治疗，还需积极防治并发症，以改善患者生活质量、提高生存率。丹毒治疗困难，极易复发，因此丹毒患者应注意休息，避免过度劳累，积极治疗局部病灶如足癣等，平时要注意皮肤卫生，保持皮肤完整性。

【参考文献】

1. 中华医学会感染病学分会，中华医学会肝病学分会. 慢性乙型肝炎防治指南（2019 年版）[J]. 中华肝脏病杂志，2019，27（12）：938-961.

2. TERRAULT N A，LOK A S F，MCMAHON B J，et al. Update on prevention，diagnosis，and treatment of chronic hepatitis B：AASLD 2018 hepatitis B guidance[J]. Hepatology，2018，67（4）：1560-1599.

3. European Association for the Study of the Liver. EASL 2017 clinical practice guidelines on the management of hepatitis B virus infection[J]. J Hepatol，2017，67（2）：370-398.

4. 中华医学会肝病学分会. 肝硬化肝性脑病诊疗指南 [J]. 临床肝胆病杂志，2018，34（10）：2076-2089.

（张亦瑾）

病例 15　慢性丙型病毒性肝炎合并莱姆病

病历摘要

【基本信息】

患者，男，64 岁，主因"发现丙肝抗体阳性 8 月余"收入院。

现病史：患者 8 月余前体检发现丙肝抗体阳性，肝功能大致正常，伴有轻度乏力，当地诊断为"慢性丙型病毒性肝炎"，未给予进一步诊治。6 个月前就诊于我院门诊，查 HCV RNA 1.15×10^5 IU/mL，基因分型：非 1b、2a、3a、3b、6a 型，肝功能显示 ALT 231.3 U/L、AST 97.1 U/L，诊断"慢性丙型病毒性肝炎"，予以保肝、聚乙二醇干扰素 α-2b 联合利巴韦林抗病毒治疗，治疗半个月后复查 HCV RNA ＜ 2.5×10^2 IU/mL，出院后继续抗病毒及改善肝功能治疗，患者病情平稳。2 月余前复查肝功能正常，超敏 HCV RNA TND IU/mL，继续给予聚乙二醇干扰素 α-2b 联合利巴韦林抗病毒治疗，期间患者有轻度乏力，无其他不适。本次因抗病毒治疗半年进行病情评估再次收入院。

流行病学史：患者既往有长期林区工作史（秦岭山区），近 4 年已脱离林区工作环境。

既往史：4 年前曾进行烤瓷牙镶嵌。否认高血压、冠心病、糖尿病病史，否认其他传染病病史，否认食物、药物过敏史。

个人史：既往吸烟 10 余年，20 根 / 日，目前已戒烟。否认饮酒史。

【体格检查】

T 36.5 ℃，P 79 次 / 分，R 19 次 / 分，BP 120/75 mmHg。神志清楚，慢性病面容，皮肤、巩膜无黄染，肝掌阳性，蜘蛛痣阴性，双肺呼吸音清，未闻及干湿啰音及胸膜摩擦音，心律齐，各瓣膜听诊区未闻及病理性杂音，腹软，全腹无压痛及反跳痛，移动性浊音阴性，肝区叩击痛阴性，肝脾肋下未触及，双下肢无水肿，病理征（ - ）。

【辅助检查】

血常规：WBC 3.00×10^9/L，NE% 25.80%，NE 0.8×10^9/L，HGB 150.0 g/L，PLT 205.0×10^9/L。肝功能：ALT 9.3 U/L，AST 17.4 U/L，TBIL 11.2 μmol/L，DBIL 3.1 μmol/L，ALB 42.7 g/L，GGT 10.9 U/L，ALP 66.2 U/L。电解质 + 肾功能 + 血糖：K^+ 3.89 mmol/L，BUN 3.76 mmol/L，CREA 68 μmol/L，GLU 5.87 mmol/L。辅助性 T 细胞亚群：$CD3^+CD8^+/CD45^+$ 34.97%，$CD3^+CD4^+$ 522cells/uL，$CD4^+/CD8^+$ 0.88。CRP 46.00 mg/L，PCT 17.07 ng/mL。

心电图：窦性心律，正常 ECG。腹部彩超：肝弥漫性病变，门静脉血流未见异常。肝脏弹性：4.3 kPa，CAP：214 db/m。电子胃镜检查未见明确病变。眼眶 CT 平扫：眼环周围软组织肿胀，右眼突出，炎性病变?

【诊断及诊断依据】

诊断：慢性丙型病毒性肝炎；白细胞减少症；莱姆病；右眼眼内炎。

诊断依据：患者老年男性，慢性病程，隐匿起病。既往曾有长期林区工作经历，4 年前曾进行口腔治疗。8 月余前发现丙肝抗体阳性，丙肝病毒 RNA 复制活跃，肝功能异常。本次住院期间急性发作右眼肿痛，查体见慢性病面容，肝掌痣阳性。实验室检查提示转氨酶升高，HCV RNA 阳性，WBC 3.00×10^9/L；右眼玻璃体内液体培养伯氏疏螺旋体阳性，血清抗伯氏疏螺旋体抗体 IgG 抗体 1 ： 256，影像学检查提示肝脏弥漫性病变，无脾大、腹水及门静脉高压表现，肝脏弹性检查无纤维化表现。综上所述，诊断明确。

【治疗及随访】

入院后继续聚乙二醇干扰素 α-2b 80 μg 联合利巴韦林 300 mg tid，因患者粒细胞数下降，给予升白治疗。

入院第 3 天发热，体温 38.2 ℃，有畏寒，无寒战，无咳嗽、咳痰，无咽痛、流涕，无尿频、尿痛，无腹痛、腹泻等不适。查体未见特殊异常。急查：WBC 3.08×10^9/L，NE 1.83×10^9/L，CRP 7.20 mg/L，PCT 0.26 ng/mL。因无细菌感染明确证据，暂密切监测。

入院第 4 天凌晨患者诉右眼痛、右侧头痛，查体：BP 150/90 mmHg，神清，右眼充血，颈软无抵抗，心率 68 次/分，律齐。WBC 8.50×10^9/L，NE% 78.61%，CRP 46.00 mg/L，PCT 17.07 ng/mL，患者细菌感染指标显著升高，考虑细菌感染可能性大，在未明确感染部位的前提下，留取血培养、积极查找感染源，给予头孢他啶 2 g q8h 抗感染，停用干扰素治疗。眼科会诊意见：诊断"右眼青光眼？眼底待查"，给予降眼压、眼局部抗感染。

入院第 5 天患者右眼疼痛减轻，但出现眼周肿胀，T 37.8 ℃，伴畏寒、寒战，留取血培养及结膜分泌物培养，眼眶 CT 平扫提示右眼炎性病变？当日院内及北京同仁医院眼科专家会诊，考虑内源性眼内炎可能大，继续头孢他啶抗感染，地塞米松、甘露醇、氧氟沙星对症。

入院第 6 天右眼疼痛减轻，仍有眼周肿胀伴低热，北京同仁医院会诊，诊断及治疗无变化，当日进行右眼玻璃体穿刺抽液注药术，留取玻璃体穿刺液送培养。腰椎穿刺检查无异常。

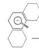

入院第 8 天患者体温正常，症状改善，右眼玻璃体内液体培养伯氏疏螺旋体阳性，考虑莱姆病，并进一步检查血清抗伯氏疏螺旋体抗体。给予青霉素 600 万 IU q6h，联合多西环素 100 mg bid 治疗。

入院第 11 天，患者右眼角膜穿孔，为防止交叉性眼炎的发生，行右眼内容剜除术。

抗感染治疗 3 周，期间血清抗伯氏疏螺旋体抗体 IgM 阴性，IgG 1：256。患者体温正常，无不适，左眼眼底检查正常，期间完善心脏、神经系统检查未见异常。

患者此后 2 年内每半年复查超敏 HCV RNA 均未检测到病毒复制，肝功能正常，粒细胞数正常，腹部彩超较前无变化，肝脏弹性正常；左眼眼底检查正常；出院后 3 个月随访血清抗伯氏疏螺旋体抗体 IgG 降至 1：64，此后病情稳定，未再进行血清抗伯氏疏螺旋体抗体检测。

病例分析

由于 HCV 感染具有隐匿性，一旦患者体检发现 HCV RNA 阳性，且无治疗禁忌证，均应接受抗病毒治疗。该患者就诊时间在我国慢性丙型病毒性肝炎的直接抗病毒药物上市之前，PEG-IFN α 联合 RBV 治疗（PR 治疗）方案仍是我国慢性丙型病毒性肝炎患者抗病毒治疗的主要方案，可应用于所有基因型 HCV 感染。患者慢性丙型病毒性肝炎诊断明确，在 PR 方案治疗期间出现外周血中性粒细胞计数下降，但始终大于 0.75×10^9 /L，未进行 IFN α 剂量调整，同时给予升白细胞治疗。

莱姆病（lyme disease，LD）是一种由伯氏疏螺旋体感染，经蜱传播所致的自然疫源性人兽共患传染病。莱姆病其传染源主要是以小型啮齿动物为主；硬蜱类也是伯氏疏螺旋体的储存宿主，既是传播媒介又是传染源。传播途径有生物媒介传播、排泄物传播、垂直传播及血液传播。人群对伯氏疏螺旋体普遍易感，无种族、性别、年龄的差异。莱姆病发病季节与蜱活动季节基本一致，我国发病高峰在夏季；林业工人、山区农民等患病人数相对较多。伯氏疏螺旋体侵犯人体后可引起螺旋体血症，弥漫全身，引起多系统多器官的损害，主要累及皮肤、关节、心脏和神经系统，临床表现复杂多样且无特异性，一般分为早、中和晚 3 期，这 3 期可以仅出现早期或中期重叠，也可呈典型 3 期经过。早期以慢性游走性红斑为特征，中期以神经系统损害和心脏传导障碍为特征，晚期以慢性关节炎为特征，严重者可死亡。

　　该患者在退休前长期从事林业工作，但在本次发病前 4 年未从事相关工作。而且缺乏相应的系统器官损害的临床表现，因此发病后未能第一时间考虑莱姆病。

　　诊断方面，结合夏秋季发病和蜱叮咬史等流行病学资料，从血液、病变组织等标本中可检出螺旋体。采用免疫学方法可在血清或脑脊液中检出特异性 IgM 和 IgG 抗体，IgM 抗体于 3～4 周出现、6～8 周达高峰，IgG 抗体则 4～6 个月达高峰，可持续高水平。双份标本的抗体效价升高 4 倍以上，或单价 IgM 和 IgG 抗体≥ 1 ∶ 128 时，可确定诊断。IgG 和 IgM 抗体在患者完全恢复后仍可在体内存在数月或数年。该患者具有林区长期工作史；病变组织等标本中可检出伯氏疏螺旋体；实验室血清免疫学检测结果阳性，故该患者诊断莱姆病明确。

　　治疗方面，抗生素治疗仍为首选，对莱姆病的各种病变均有效。四环素为早期病例的首选药物；青霉素静脉滴注、多西环素等可选用，疗程多为 14～21 天。该患者治疗方案符合经典莱姆病的抗生素治疗，随访病例未复发。

高学松教授病例点评

　　该患者脱离疫源地工作时间较长，因此患者感染伯氏疏螺旋体病史长，但此前从未出现急性感染的典型表现，也无符合莱姆病特征的多系统多器官的损害（皮肤、关节、心脏和神经系统等）。因此，患者住院期间的发病并非莱姆病晚期，而更倾向于患者的长期伯氏疏螺旋体隐性感染。患者在此后使用干扰素治疗期间出现粒细胞、$CD3^+CD4^+T$ 细胞减少，免疫功能下降，导致出现急性伯氏疏螺旋体血症，由于病程隐匿、起病急、临床表现不典型，在最终诊断眼内炎的过程中颇费周折。此病例为我们在治疗病毒性肝炎干扰素治疗过程中合并特殊感染性疾病方面开拓了新的思路，提高临床医师对莱姆病的认识是减少该病误诊误治的重中之重。

【参考文献】

1. 中华医学会肝病学分会，中华医学会感染病学分会 . 丙型肝炎防治指南（2019 年版）[J]. 临床肝胆病杂志，2019，35（12）：2670-2686.

2. STANEK G，WORMSER G P，GRAY J，et al. Lyme borreliosis[J]. Lancet，2012，379（9814）：461-473.

3. MURRAY T S，SHAPIRO E D. Lyme disease[J]. Clin Lab Med，2010，30（1）：311-328.

4. 付钰广，罗建勋，殷宏 . 莱姆病的研究进展 [J]. 中国兽医科学，2011，41（1）：99-105.

5. 张哲夫 . 莱姆病 [J]. 中国媒介生物学与控制杂志，1999，10（3）：170-175.

（刘楠）

第五章
细菌感染性肝脏疾病

病例 16　酒精性肝炎合并巨大肝脓肿

病历摘要

【基本信息】

患者，男，58岁，以"间断腹泻、乏力2个月，发现肝内占位10余天"为主诉入院。

现病史：患者2个月前无诱因出现腹泻，2～3次/日，为黄色稀水便，伴乏力，无发热，无恶心、呕吐，无腹痛，无黑便、血便，持续3天后腹泻自行好转，但仍有乏力、精神不振，因症状持续不缓解，10余天前于当地县医院就诊，行腹部超声提示肝内占位，

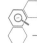

性质待定，建议上级医院诊治，遂转至我院门诊，实验室检查血常规：WBC 9.47×10^9/L，NE% 69.1%，EO# 0.04×10^9/L，HGB 97 g/L，HCT 29.5%，MCV 88.3 fL，MCHC 329 g/L，PLT 226×10^9/L；肝功能：ALT 30.9 U/L，AST 27.3 U/L，TBIL 16.3 μmol/L，DBIL 10.7 μmol/L，ALB 29.3 g/L，GLO 42.9 g/L，GGT 140.5 U/L，ALP 188.4 U/L，CHE 972 U/L，CRP 148.8 mg/L；凝血功能：PTA 60%；肿瘤系列：AFP 0.72 ng/mL，CEA 2.2 ng/mL，CA199 84.9 U/mL，CA153 7.6 U/mL；行腹部增强 CT+ 门静脉三维重建：肝右叶巨大占位（14 cm×11 cm），肝脓肿？胆管细胞癌？进行 MRI 腹部增强（普美显）：肝右叶病变，首先考虑肝脓肿可能大，右侧胸腔积液。为进一步诊治收入我院。

流行病学史：生于内蒙古自治区锡林郭勒盟苏尼特右旗，30 年前从事供销社行业，下岗多年。有食用生牛肉史。岳父患棘球蚴病。

既往史：高血压病史 10 余年，血压最高 170/100 mmHg，规律口服硝苯地平缓释片降压治疗；2 型糖尿病 6 年余，既往长期口服消渴丸，目前口服格列齐特片 80 mg bid 治疗，未监测血糖。否认其他传染病病史，否认食物、药物过敏史，否认手术、外伤史。

个人史：吸烟史 20 余年，平均 20 余支 / 日，饮酒史 10 余年，饮白酒 100 ～ 110 g/d。已婚，育有 1 子，配偶及孩子均体健。

家族史：否认家族遗传病病史。

【体格检查】

T 36.5℃，P 106 次 / 分，R 20 次 / 分，BP 111/67 mmHg。身高 175 cm，体重 80 kg，BMI 26.12 kg/m²。正常面貌，体型偏胖，巩膜无黄染，肝掌阴性，蜘蛛痣阴性，全身浅表淋巴结未触及肿大，颈软，心肺（−），腹部饱满，肝脏肋下 3 cm，质软，无触痛，脾肋下 2 cm。全腹无压痛、反跳痛，Murphy 征阴性，移动性浊音阴性，肝

笔记

区叩击痛阴性，肠鸣音 4 次 / 分，双下肢无水肿。

【辅助检查】

嗜肝病毒学：HAV-IgM、HDV-IgM、HEV-IgM 均（－）；乙肝五项：HBsAg（－）、HBsAb（＋）、HBeAg（－）、HBeAb（＋）、HBcAb（＋）；（超敏）HBV DNA 检测不到；抗 HCV（－）。

其他病毒：CMV-IgM、EBV-IgM、HSV-IgM 均（－）。

特种蛋白：IgG 18.9 g/L，IgM 0.44 g/L，IgA 6.96 g/L，C3 1.05 g/L，C4 0.15 g/L，RF 34 IU/mL。

自身抗体谱：均阴性。

感染指标：PCT 0.1 ng/mL，C 反应蛋白 33.5 mg/L，ESR 102 mm/h，真菌 G 试验 7.6 pg/mL。

结核抗体：阳性；γ 干扰素释放试验 A 0 SFCs/2.5×10^5 PBMC，B 0 SFCs/2.5×10^5 PBMC。

糖化血红蛋白：10.2%。

寄生虫检测：肝包虫 IgG、细粒棘球蚴、泡状蚴抗体均阴性；大便涂片查阿米巴原虫阴性；肝吸虫 IgG 阴性；弓形虫 IgG、IgM 均阴性；囊肿 IgG 阴性；布氏杆菌抗体凝集试验阴性。

腹部彩超：肝大，肝弥漫性病变，肝内混合回声（考虑感染病灶可能性大），请结合其他影像。脾大，胆囊壁毛糙，门静脉血流未见异常。

超声心动图：左心房增大（前后径 4.0 cm），余未见异常。

头颅 CT：未见明显异常。

肝组织活检：考虑为炎症性病变，不排除原来存在胆管急性炎症，之后反复发作，形成炎症包块及脓肿，请结合临床。建议进一步检查及询问病史排除寄生虫感染可能。特殊染色结果：网织纤

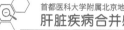

维（＋），Masson（＋），PAS（＋）。免疫组化结果：Ki-67（散在＋），CK20（－），CK19（散在＋），CK7（散在＋），Hep-1（肝细胞＋），GPC-3（－），CD34（血管内皮＋），ALK（－），Vimentin（－），β-catenin（－），S-100（－），Melan-A（－），CD68（局灶＋），Desmin（－），Calponin（局灶＋）。

【诊断及诊断依据】

诊断：肝占位性质待查（肝寄生虫病不除外、肝脓肿不除外、恶性肿瘤不除外）；酒精性肝炎；低蛋白血症；右侧胸腔积液；脾大；轻度贫血；高血压病 2 级（高危）；2 型糖尿病。

诊断依据：患者中年男性，急性起病，既往有长期饮酒史，饮白酒折合酒精量为 100～110 g/d，有高血压及 2 型糖尿病病史。本次以腹泻、乏力起病，后自行好转，但仍乏力，无发热，无腹痛，无恶心、呕吐、体重下降，检查发现肝巨大占位，当地医院考虑恶性肿瘤。我院门诊实验室检查肿瘤标志物无异常，行腹部增强 CT 及普美显 MRI 均提示不除外肝脓肿，右侧胸腔积液、脾大，实验室检查血红蛋白、白蛋白下降。

【治疗及随访】

患者无发热、体重下降等表现，但腹部增强 CT、普美显 MRI 均不能除外肝脓肿，并且实验室检查 PCT、CRP、ESR 升高，考虑存在细菌感染，给予头孢噻肟钠舒巴坦钠抗感染、降压、降糖及对症治疗。并且补充实验室检查积极进行占位鉴别，明确占位性质。并请我院外科会诊，认为考虑肝囊腺瘤或者肝囊腺癌可能，单纯肝脓肿可能性较小。因患者来自牧区，建议除外肝棘球蚴可能。若可除外肝棘球蚴病，可考虑肝穿刺活检进一步明确诊断。

腹部超声未见囊壁钙化、车轮征表现，检测肝包虫 IgG、细粒棘球蚴、泡状蚴抗体均阴性，肝棘球蚴病可除外。其他寄生虫检测，阿米巴原虫、肝吸虫、弓形虫、囊肿均阴性。患者肝棘球蚴病已除外，无其他明确肝穿刺禁忌，予行肝占位活检，病理提示炎性病变，免疫组化无肿瘤提示，但仍建议除外寄生虫病。

住院期间患者体温正常，抗感染治疗 3 周后复查感染指标较前下降，复查腹部超声提示肝占位大小约为 70 mm × 70 mm，较前减小。抗感染治疗有效，支持细菌性肝脓肿的诊断。继续抗感染治疗 2 周后出院，出院 2 周后门诊复查腹部超声提示占位消失。

病例分析

患者中年男性，以腹泻、乏力起病，当地医院检查发现肝巨大占位，后转至我院。入院后从感染性病变、非感染性病变两个角度进行逐一鉴别：感染性病变常见为肝脓肿、寄生虫病、肝结核等；非感染性病变常见为肿瘤，包括良性肿瘤和恶性肿瘤。结合患者既往有糖尿病病史，未监测血糖，住院期间监测血糖控制差，糖化血红蛋白为 10.2%，为肝脓肿高危因素，但病程中患者无发热、腹痛等表现，巨大占位无脓腔形成，影像学无典型肝脓肿表现，因此需警惕寄生虫病。考虑患者来自疫区，有食生肉史，岳父患棘球蚴病，完善相关检查，回报肝包虫 IgG、细粒棘球蚴、泡状蚴抗体均阴性，腹部超声未见囊壁、车轮征等表现，不支持肝棘球蚴病诊断。其他寄生虫检测，阿米巴原虫、肝吸虫、弓形虫、囊肿亦均阴性，真菌 G 试验、γ 干扰素释放试验均为阴性。因此，感染性病变中寄生虫病、肝结核均可除外，肝脓肿待除外。

肿瘤方面，因胆管细胞癌及其他少见肝脏肿瘤影像学表现可能不典型，并且预后极差，因此需谨慎除外。普外科会诊亦认为需警惕肿瘤，即肝囊腺瘤或者肝囊腺癌可能。结合患者营养状况好，半年内体重无明显改变，无肝区不适等表现，不支持恶性肿瘤的诊断。并且进行占位穿刺，病理提示为炎症性病变，未见恶性肿瘤表现。

在经过抗感染治疗3周后，复查腹部超声提示肝占位较前显著减小，提示抗感染治疗有效，反向支持肝脓肿的诊断。

通过本病例，提醒临床医生在鉴别时应从常见病着手，但仍需警惕肿瘤的可能。并且本病例为肝巨大占位，若为恶性肿瘤，则预后极差，与患者及家属及时、良好的沟通至关重要。

陈凤欣教授病例点评

肝脓肿是致病菌通过胆道、肝动脉、门静脉、直接蔓延等途径侵入肝脏引起的肝内局灶性、化脓性病变。常见病原菌包括细菌、真菌、阿米巴原虫，其中以细菌性肝脓肿最常见，占80%。细菌性肝脓肿临床主要表现为发热、腹痛、白细胞及C反应蛋白等炎症指标升高，但也有部分患者腹部症状及体征不明显，体格检查缺乏特异性。已有研究显示糖尿病患者发生肝脓肿的风险明显增加，为无糖尿病患者的3.6倍，这与糖尿病患者长期高糖状态，血浆渗透压升高，白细胞的趋化、黏附和吞噬能力被抑制，免疫力下降，从而有利于细菌的生长繁殖有关。细菌性肝脓肿合并糖尿病患者往往临床表现不典型，易被漏诊和误诊，且感染重，并发症发生率高，严重影响预后。本例患者因巨大肝占位入院，合并糖尿病，入院后经相关检查排除肝脏恶性肿瘤、寄生虫病后明确肝占位性质为细菌性肝脓肿，经积极抗感染治疗后脓肿消退。诊治经验值得临床借鉴。

#

【参考文献】

1. 中国医师协会外科医师分会包虫病外科专业委员会 . 肝两型包虫病诊断与治疗专家共识（2019 版）[J]. 中华消化外科杂志，2019，18（8）：711-721.

2. 中华医学会急诊医学分会 . 细菌性肝脓肿诊治急诊专家共识 [J]. 中华急诊医学杂志，2022，31（3）：273-280.

3. KO M C，LIN W H，MARTINI S，et al. A cohort study of age and sex specific risk of pyogenic liver abscess incidence in patients with type 2 diabetes mellitus [J]. Medicine（Baltimore），2019，98（17）：e15366.

4. LI W，CHEN H，WU S，et al. A comparison of pyogenic liver abscess in patients with or without diabetes：a retrospective study of 246 cases[J]. BMC Gastroenterol，2018，18（1）：144-154.

（刘丽改）

病例 17　选择性 IgA 缺陷合并肺炎克雷伯菌肝脓肿

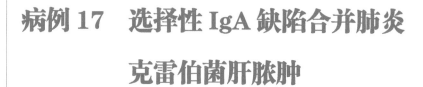

病历摘要

【基本信息】

患者，女性，54 岁，主因"发热 1 月余，发现肝内占位 5 天"门诊以"肝占位性质待查"收入院。

现病史：患者入院前 1 月余无明显诱因出现发热，每日体温高峰波动于 37.7 ～ 39.2 ℃，无咳嗽、咳痰、腹痛、腹泻、尿急、尿频、尿痛等不适，自服退热药物后体温可降至正常。入院前 5 天患者出现恶心、呕吐，于外院查腹部平扫 CT 提示肝右叶占位性病变，大小约 6.2 cm×9.7 cm×10.1 cm，考虑肝脓肿可能性大，为进一步诊治收入我院。

既往史：患者平素体健，否认高血压、冠心病、糖尿病病史，否认其他传染病病史，对青霉素、磺胺类药物过敏。否认手术、外伤史。

个人史：生于河北，无烟酒史。已婚，育有 1 子，配偶及孩子体健。

家族史：否认家族中有类似病患者，否认家族遗传病病史。

【体格检查】

T 38.8 ℃，P 91 次 / 分，R 20 次 / 分，BP 118/65 mmHg，皮肤、巩膜无黄染，全身浅表淋巴结未触及肿大。双肺呼吸音清，未闻及明显干湿啰音。心律齐，各瓣膜听诊区未闻及异常杂音。腹部平坦，

笔记

肝脏肋下 3 cm，肝区叩痛阳性。脊柱及四肢查体无异常。

【辅助检查】

血常规：WBC 10.3×10^9/L，NE% 81.8%，HGB 94.0 g/L，PLT 313.0×10^9/L；肝功能：ALT 29.8 U/L，AST 37.6 U/L，TBIL 6.7 μmol/L，DBIL 3.8 μmol/L，ALB 32.2 g/L，GGT 187.1 U/L，ALP 150.1 U/L，CHE 6143 U/L；凝血功能：PTA 67.0%；C 反应蛋白 210.3 mg/L；PCT 0.14 ng/mL；免疫球蛋白：IgA < 0.07 g/L（复查两次），IgG、IgM 以及 IgG 亚类水平均正常；大便寄生虫及幼虫鉴定阴性；血结核干扰素释放试验、布氏杆菌抗体虎红平板凝集试验阴性；肾功能、电解质、甲状腺功能、糖化血红蛋白、自身抗体、HIV 抗体以及 AFP、CEA、CA199 等指标均处于正常范围；胸部 CT：右侧少量胸腔积液，少量心包积液；腹部彩超：肝大，肝右叶低回声区，考虑肝脓肿，内大部分液化；腹部增强 MRI：肝右叶多发占位，最大截面约 8.3 cm × 7.7 cm，考虑肝脓肿可能性大，治疗后复查。

入院后完成超声引导下肝脓肿穿刺引流术，肝内引流出乳白色浑浊液体 130 mL，脓液抗酸染色、真菌培养、结核分枝杆菌培养均阴性。入院后第 4 天血培养及脓液细菌培养 + 鉴定均提示肺炎克雷伯菌肺炎亚种，对头孢唑林、妥布霉素、氨苄西林 / 舒巴坦、氨曲南、头孢曲松、亚胺培南、头孢西丁、阿米卡星、头孢哌酮钠舒巴坦钠、头孢吡肟、头孢他啶、莫西沙星、替加环素敏感，对氯霉素耐药。

【诊断及诊断依据】

诊断：肺炎克雷伯菌肝脓肿；选择性 IgA 缺陷；胸腔积液；心包积液。

诊断依据：患者中年女性，既往无慢性肝病史，此次发病出现高热，血常规、C 反应蛋白等炎症指标明显升高，肿瘤标志物指标阴

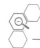
性，腹部影像学检查提示肝内占位病变，考虑肝脓肿，局部穿刺脓液细菌学检查提示肺炎克雷伯菌肺炎亚种，肝脓肿诊断明确。患者查两次血 IgA ＜ 0.07 g/L，其余 γ 球蛋白水平均正常，选择性 IgA 缺陷（selective immunoglobulin A deficiency，sIgAD）诊断明确。胸部 CT 检查提示两侧胸腔积液、心包积液，诊断明确。

【治疗及随访】

患者肝内占位体积巨大，需要进行鉴别诊断，主要除外：原发性肝癌、胆道感染、右膈下脓肿、肝血管瘤、阿米巴肝脓肿等，完善血培养等检查，入院后立即给予头孢哌酮钠舒巴坦钠（3.0 g 静脉滴注，每日 2 次）联合替硝唑氯化钠注射液（0.8 g 静脉滴注，每日 1 次）抗感染治疗，同时完善超声引导下肝脓肿穿刺引流术，明确病原学并局部引流，根据药敏试验，停用替硝唑，继续应用头孢哌酮钠舒巴坦钠抗感染治疗。入院后第 6 天患者体温恢复正常，复查 PCT ＜ 0.05 ng/mL，肝脏生化指标好转（图 17-1）。第 29 天复查腹部超声提示肝右叶低回声区较前缩小，范围约 3.3 cm × 2.7 cm。带药出院（盐酸莫西沙星片 0.4 g、口服、每日 1 次 ×7 天），抗菌药物总疗程时间约 5 周。

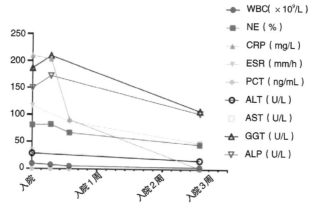

图 17-1 患者在院期间肝功能及血清炎症指标动态变化

出院后随访患者 14 个月，患者体温、肝脏生化指标均正常，IgA 仍小于 0.07 g/L，腹部 MRI 检查提示肝脓肿体积已逐渐缩小（图 17-2），无复发。预后良好。

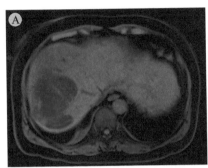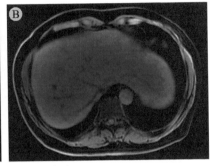

A.入院时；B.入院后 14 个月。

图 17-2 患者治疗前后肝脏病变变化

病例分析

患者中年女性，起病隐匿，否认慢性疾病史，以发热为首发临床表现，发现肝内巨大占位，结合临床特点及肝脏影像学特点，考虑细菌性肝脓肿（pyogenic liver abscess，PLA）可能性大。PLA 是由于细菌进入肝脏导致肝实质发生炎症坏死和液化的一种相对少见的感染性疾病。目前普遍认为肺炎克雷伯菌（klebsiella pneumoniae，KP）正逐渐取代大肠埃希菌成为引起 PLA 最常见的病原体。本例患者在入院后查脓液培养提示 KP，结合发热、肝区叩痛、白细胞显著升高、腹部影像学等特点，考虑 KP 导致的肝脓肿诊断成立。肝脓肿以细菌性和阿米巴性肝脓肿常见，后者是阿米巴病最常见的肠外表现。穿刺抽吸物为类似"鱼酱"的棕色液体，抽吸物显微镜检查中见到滋养体可确诊，本例患者穿刺抽吸物呈乳白色，脓液、大便标本均未见滋养体，因此不考虑阿米巴肝脓肿。

目前认为感染 KP 的易感因素主要包括：①年老体弱，长期营养不良、全身衰竭者；②2 型糖尿病；③长期或大量使用广谱抗生素；④长期应用激素或免疫抑制剂；⑤接受有创操作如气管插管或切开、深静脉置管、留置导尿管等。本例患者既往体健，无上述易感因素，但在入院后实验室检查发现血 IgA 水平显著下降（小于 0.07 g/L），同时 IgG 及 IgM 水平正常，符合 sIgAD 诊断。IgA 作为人体内一种丰富的免疫球蛋白，血清含量仅次于 IgG。分泌型 IgA 广泛分布于呼吸道、消化道以及泌尿生殖道的黏膜表面，可通过 Fab 介导的抗原特异性结合，在黏膜表面阻止致病菌黏附、渗透至黏膜上皮，并且可以通过 Fc 端以非抗原特异方式与病原体上的糖类形成复合物。此外，分泌型 IgA 还可以协助移除空肠内的抗原物质如毒素、酶类、细菌及病毒等，从而在黏膜局部发挥适应性免疫的功能。sIgAD 临床表现可呈多样性，超过 50% 的 sIgAD 患者可终身无任何临床表现。有临床表现的患者以反复感染为主，其中以呼吸道感染最为常见，其次为尿路感染、胃肠道感染、皮肤软组织感染、中耳炎、脓毒症、关节感染及脑膜炎，但合并肝脓肿的报道较少。尽管无足够证据显示 sIgAD 与 KP 肝脓肿直接相关，但 sIgAD 相关的黏膜防御机制下降、肠道菌群紊乱可能使得 KP 更容易通过门静脉途径或胆道途径进入肝脏而导致肝脓肿的发生。

PLA 患者在获得病原学检查结果之前，应早期积极给予广谱抗菌药物，根据药敏结果及时调整药物治疗方案。一般单纯抗菌药物治疗疗程为 4～6 周，对初始引流反应良好者可接受 2～4 周静脉抗菌药物治疗，而引流不完全的患者建议 4～6 周静脉抗菌治疗。由于目前尚无随机对照试验评估最佳治疗持续时间，临床上常根据感染程度及患者对初始治疗的反应，如体温、降钙素原等指导疗程。

笔记

本例患者在入院初期即接受超声引导下肝脓肿穿刺引流，后脓肿体积较前缩小，考虑脓肿内部可能仍有部分坏死，故临床上给予静脉使用抗菌药物 4 周，评估治疗效果良好后带药出院，出院后继续口服抗菌药物 1 周，总疗程 5 周，停药后监测病情稳定，效果良好，随访 14 个月无复发表现。

📋 范颖教授病例点评

　　本例患者因发热、肝占位就诊，院外影像学检查提示肝脓肿可能，是一例比较典型的感染性疾病的病例。入院后针对肝占位性质、感染病因、感染病原学及是否合并其他部位感染进行必要的实验室检查及临床操作。其中，感染部位的局部穿刺及充分引流不仅帮助临床获得病原学检查结果的有力证据，为抗菌药物的选择提供依据，而且可以减少抗菌药物治疗疗程，从而避免长时间应用广谱抗菌药物导致的继发脏器损伤或真菌感染。由此可见，在感染性疾病的诊疗过程中，病原学检查及局部感染灶的处理至关重要。同时，本病例的另一特点是及时进行易感因素的排查，发现患者存在选择性 IgA 缺陷（sIgAD）。sIgAD 是常见的原发性免疫缺陷疾病之一，且 IgA 具有黏膜保护性的特点，这类患者常因感染性疾病或自身免疫性疾病就诊后确诊，本例患者明确此诊断后，对其家庭成员的患病情况及今后的健康监测起到了一定的指导作用。

【参考文献】

1. YIN D, JI C, ZHANG S, et al. Clinical characteristics and management of 1572 patients with pyogenic liver abscess：a 12-year retrospective study[J]. Liver Int,

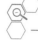

2021，41（4）：810-818.

2. 丁蕊，谢雯，刘丽改，等. 肺炎克雷伯菌肝脓肿的临床特征及预后影响因素分析 [J]. 临床肝胆病杂志，2022，38（7）：1584-1589.

3. MARTIN R M，BACHMAN M A. Colonization，infection，and the accessory genome of klebsiella pneumoniae.[J] Front Cell Infect Microbiol，2018，8：4.

4. SEREK P，LEWANDOWSKI Ł，DUDEK B，et al. Klebsiella pneumoniae enolase-like membrane protein interacts with human plasminogen[J]. Int J Med Microbiol，2021，311（6）：151518.

5. 中华医学会外科学分会，中国研究型医院学会感染性疾病循证与转化专业委员会，中华外科杂志编辑部. 外科常见腹腔感染多学科诊治专家共识 [J]. 中华外科杂志，2021，59（3）：161-178.

（丁蕊）

病例 18　酒精性脂肪肝合并肝脓肿

病历摘要

【基本信息】

患者，男，48 岁，主因"间断发热 1 个月"收入院。

现病史：1 个月前自觉发热，体温未测，无咳痰，无腹痛、腹泻，服用"感冒药物"好转。3 周前患者再次感发热，体温未测，伴干咳，服用"感冒药物"好转。10 余天前患者发热、干咳加重，体温最高 39.6 ℃，热型不详，于某医院就诊，诊断为"肝脓肿"，予以头孢哌酮钠舒巴坦钠、奥硝唑抗感染治疗，患者发热、干咳较前好转，来我院进一步治疗。

既往史：20 余年前有髌骨骨折手术史，7 年前有亚急性甲状腺炎病史。

个人史：有饮酒史 30 余年，每日酒精摄入 48 ～ 64 g。

【体格检查】

T 36.2 ℃，P 86 次 / 分，R 20 次 / 分，BP 101/68 mmHg，身高 168 cm，体重 66 kg，BMI 23.38 kg/m^2，神志清楚，精神可，肝掌（–），蜘蛛痣（–），皮肤、巩膜无黄染，双肺呼吸音清，未闻及干湿啰音，心律齐，未闻及杂音，腹软，肝脾肋下未触及，无压痛、反跳痛，移动性浊音阴性，Murphy 征阴性，肝区叩击痛阴性，双下肢无水肿。

【辅助检查】

血常规：WBC 12.93 × 10^9/L，NE% 80.2%，LY% 14%，HGB 129 g/L，

PLT 457×10^9/L，MCV 93.1 fL。肝肾功能：ALT 56.1 U/L，AST 32.9 U/L，TBIL 7.5 mmol/L，ALB 34.5 g/L，GLO 38.8 g/L，GGT 138.7 U/L，ALP 136.9 U/L，TG 0.74 mmol/L，TCHO 2.69 mmol/L，CREA 67.1 μmol/L，GLU 4.94 mmol/L。CRP：70.6 mg/L。PCT：0.21 ng/mL。PTA：68%。AFP：3.31 ng/mL。CEA：5.5 ng/mL。HBsAg、抗 HCV、EBV-IgM、CMV-IgM、抗 HIV、自身免疫性肝病谱均阴性。血培养：无菌生长。腹部超声：肝右叶内两个低无回声（69 mm×45 mm、13 mm×10 mm），结合病史，首先考虑肝脓肿，请结合其他检查；轻度脂肪肝，肝内多发结节，观察；胆囊壁毛糙；胆汁淤积。腹部 CT 平扫＋增强：肝右叶团片影（76 mm×61 mm），考虑肝脓肿，建议治疗后复查；肝内小囊肿；右肾小囊肿。

【诊断及诊断依据】

诊断：肝脓肿；酒精性脂肪肝。

诊断依据：患者中年男性，无肝病家族史，有长期饮酒史，血生化 ALT 轻微升高、GGT 升高，腹部超声提示脂肪肝，常见嗜肝病毒及非嗜肝病毒等阴性，考虑酒精性脂肪肝诊断明确。此次因发热入院，感染指标升高，肝功能 ALT 轻度升高，影像学提示肝脓肿，抗感染治疗有效，考虑肝脓肿诊断明确。

【治疗及随访】

患者入院后监测感染指标、影像学变化，予以头孢哌酮钠舒巴坦钠、奥硝唑联合静脉抗感染治疗，还原型谷胱甘肽护肝治疗。入院 1 周后，患者症状、感染指标基本恢复正常。入院时超声提示肝右叶内两个低无回声（69 mm×45 mm、13 mm×10 mm），经抗感染治疗后 2 周复查，肝脓肿有缩小趋势，但部分液化，超声提示有穿刺路径，外科会诊建议超声引导下穿刺引流。患者不同意行肝穿刺引流，3周后超声提示肝脓肿（28 mm×20 mm、31 mm×20 mm），内分隔，不宜穿刺引流。继续予以抗感染治疗。1个月后超声提示肝脓肿（24 mm×16 mm、16 mm×10 mm），停止抗感染治疗，患者出院。

患者出院1个月后随访，腹部超声提示患者肝脓肿消失。

📋 病例分析

1. 肝病方面：患者中年男性，无肝病家族史，有长期饮酒史，酒精摄入量＞40 g/d，BMI 23.38 kg/m²，入院时MCV正常、ALT轻微升高、AST正常、GGT升高，腹部超声提示脂肪肝，常见噬肝病毒及非噬肝病毒标志物等阴性，考虑酒精性脂肪肝诊断明确。因患者AST不高，患者ALT升高考虑肝脓肿所致可能性大。治疗方面主要是戒酒。

2. 肝脓肿方面：肝脓肿是肝脏感染的常见疾病，多发于中老年男性，是病原体侵入肝脏以后，由于炎症反应在肝脏内形成的脓肿，细菌性肝脓肿占肝脓肿发病率的80%，病死率为2%～12%。常见感染途径有胆道、门静脉、肝动脉、隐匿性途径，但有研究发现胆源性和门静脉感染途径导致的细菌性肝脓肿发病率在下降，隐源性肝脓肿已成为细菌性肝脓肿最常见的感染方式。根据病原体不同，可分为细菌性肝脓肿、结核性肝脓肿、阿米巴肝脓肿等。其中以细菌性肝脓肿最为常见，细菌性肝脓肿常见诱因包括糖尿病、恶性肿瘤、肝病、血液系统疾病、获得性免疫缺陷综合征及长期使用免疫抑制剂患者等。典型临床表现为发热和腹痛，其他常见症状包括恶心、呕吐、厌食、体重减轻等。腹部症状和体征通常局限于右上腹，包括疼痛、肌卫、肝区叩击痛，甚至有反跳痛等。约半数的肝脓肿患者可出现肝大、右上腹压痛或黄疸。细菌性肝脓肿应与阿米巴肝脓肿、肝结核、右膈下脓肿、肝内胆管结石合并感染、伴癌性高热的肝癌等相鉴别。肝脓肿非手术治疗包括全身支持疗法和早期、足量、联合应用敏感抗菌药物。手术治疗包括切开引流、肝叶切除术、B超引导下经皮肝穿刺抽脓或脓肿置管引流术、腹腔镜直视下脓肿切开置管引流。

　　该患者为中年男性，有酒精性脂肪肝基础，无肿瘤、血液病、结核、使用免疫抑制剂等病史，临床出现发热、干咳，感染指标升高，影像学提示肝脓肿，综合考虑，诊断为肝脓肿。患者入院时肝脓肿无液化，无手术治疗指征，予以头孢哌酮钠舒巴坦钠联合奥硝唑抗感染治疗，入院2周后患者肝脓肿液化，首先考虑B超引导下经皮肝穿刺抽脓或脓肿置管引流术，但患者暂不同意手术治疗，因此，继续抗感染治疗。入院3周时，超声提示肝脓肿，内分隔，不宜穿刺引流。因患者肝脓肿内有分隔，因此延长抗感染药物疗程，继续抗感染治疗至1个月时，停用抗感染药物，患者出院。患者病程中有行B超引导下经皮肝穿刺抽脓或脓肿置管引流术的机会，手术治疗可缩短肝脓肿病程，但患者不同意手术治疗，因此继续抗感染治疗，疗程1个月时，肝脓肿明显缩小，停用抗感染药物，患者出院后1个月随访，肝脓肿彻底消失。肝脓肿抗生素疗程应遵循个体化原则，视临床情况决定。

📋 高学松教授病例点评

　　该患者中年男性，有酒精性脂肪肝基础，无其他高危因素，本次肝脓肿入院，脓肿直径较大，且为多发，入院时影像学脓肿无明显液化表现，考虑积极应用广谱抗菌药物治疗，经验性应用抗菌药物头孢哌酮钠舒巴坦钠、奥硝唑联合抗感染治疗，全面覆盖细菌性肝脓肿常见病原菌，如肠杆菌、葡萄球菌、厌氧菌等。入院后 2 周影像学提示肝脓肿液化，一般单纯抗菌药物治疗适用于 3 cm 以下的肝脓肿，有研究发现，对于直径 3 ～ 5 cm 的肝脓肿，也可单独使用抗菌药物治疗，但行穿刺抽吸可直接找到病原菌，增强治疗效果。对于较大的肝脓肿，抗菌药物应与其他治疗方式相结合，超声或 CT 引导下经皮肝脓肿穿刺置管引流是细菌性肝脓肿治疗的重要方法。当时建议患者考虑超声下经皮肝脓肿穿刺置管引流，但患者暂不接受，继续静脉抗菌药物治疗，治疗 1 个月时，患者脓肿明显缩小，予以出院，出院 1 个月后随访，患者肝脓肿消失。患者肝脓肿直径较大，且有液化表现，未进行穿刺引流，可能与指南或共识不完全符合，但个体化治疗，严密观察，最终也有很好的结果。

【参考文献】

1. MEDDINGS L，MYERS R P，HUBBARD J，et al. A population-based study of pyogenic liver abscesses in the United States：incidence，mortality，and temporal trends[J]. Am J Gastroenterol，2010，105（1）：117-124.

2. 中华医学会急诊医学分会 . 细菌性肝脓肿诊治急诊专家共识 [J]. 中华急诊医学杂志，2022，31（3）：273-280.

3. KHIM G，EM S，MO S，et al. Liver abscess：diagnostic and management issues found in the low resource setting[J]. Br Med Bull，2019，132（1）：45-52.

（李洪杰）

病例 19　酒精性肝硬化合并肠穿孔所致反复腹腔感染

病历摘要

【基本信息】

患者，男，65岁，主因"间断腹胀1年7月余，腹痛7天"收入院。

现病史：1年7月余前无明显诱因下出现腹胀、纳差，至当地医院就诊，诊断为"酒精性肝硬化失代偿期"，予以输注白蛋白、保肝等治疗（具体不详），腹胀、纳差好转。1年5个月前再次饮酒，1年1个月前再次腹胀，间断输注白蛋白、保肝治疗，症状好转。8个月前腹胀加重，在当地医院输注左氧氟沙星治疗，疗效不佳，后住院输注白蛋白、保肝、间断放腹水，腹水常规提示感染，腹水培养提示阴性杆菌，在当地住院予以头孢他啶抗感染治疗，病情好转。后患者腹胀反复加重，间断发热、乳糜样腹水，多次诊断为腹腔感染，输注白蛋白、抗感染治疗好转，但患者腹水逐渐增多。7天前患者腹胀加重，伴低热、腹痛，无呕吐，当地医院腹部CT提示肠梗阻，在当地医院予以抗感染、放腹水、利尿等治疗，症状好转，来我院进一步诊治。

既往史：7个月前诊断为2型糖尿病，未用药物治疗。

个人史：有吸烟史40余年，每日约20支；有饮酒史40余年，每日酒精摄入150 g左右，戒酒1年。

【体格检查】

T 36.7 ℃，P 70次/分，R 20次/分，BP 110/60 mmHg，神志清

楚，肝病面容，肝掌阳性，蜘蛛痣可疑，皮肤、巩膜无黄染，颈软，双肺呼吸音清，心律齐，各瓣膜听诊区未闻及病理性杂音，腹部膨隆，未见胃肠蠕动波，腹部柔软，全腹压痛、反跳痛阳性，肝脾未触及，腹部叩诊鼓音，移动性浊音可疑，肠鸣音减弱，1～2次/分，双下肢无水肿。

【辅助检查】

血常规：WBC $7.31×10^9$/L，NE $5.49×10^9$/L，GB 100 g/L，PLT $160×10^9$/L。电解质＋肝肾功能＋血糖：ALT 12.6 U/L，AST 24.9 U/L，TBIL 12.4 μmmol/L，DBIL 9.1 μmmol/L，TP 61.8 g/L，ALB 29.8 g/L，CHE 1250 U/L，CREA 73 μmmol/L，Na^+ 129.3 mmol/L，Ca^{2+} 2.1 mmol/L，P 0.51 mmol/L，GLU 6.48 mmol/L。CRP：110.7 mg/L。PCT：1.68 ng/mL。PTA：54%。ESR：75 mm/h。糖化血红蛋白：6.1%。辅助性T细胞亚群：T淋巴细胞272个/μL，$CD4^+$T淋巴细胞188个/μL，$CD8^+$T淋巴细胞85个/μL。腹水常规：淡黄色，微混，腹水比重1.016，李凡他试验阴性，总细胞1057个/μL，白细胞257个/μL，单核细胞70%，多核细胞30%。腹水生化：K^+ 3.34 mmol/L，Na^+ 130.5 mmol/L，Cl^- 104 mmol/L，GLU 9.89 mmol/L，ALB 7.6 g/L，TP 16.2 g/L，LDH 47.8 U/L，ADA 3.6 U/L，AMY 19.6 U/L。腹水抗酸染色：未见抗酸杆菌。腹水鲎试验：52.34 pg/mL。腹水培养：无菌生长。腹水涂片：退变的间皮细胞及炎细胞，未见恶性细胞。床旁超声：肝硬化，脾厚，胆囊壁毛糙，胆囊内沉积物，腹水（内见多发分隔）。立位腹平片：腹部目前未见明显肠梗阻征象，请结合临床并随访。腹部CT：肝硬化，大量腹水，腹部肠管积气积液，符合不全肠梗阻表现，请结合临床；双侧胸腔少量积液，左下肺少许实变。

【诊断及诊断依据】

诊断：酒精性肝硬化、肠穿孔、不全性肠梗阻、腹水、腹腔感染、2 型糖尿病、低钾血症。

诊断依据：患者老年男性，有长期大量饮酒史，肝功能失代偿，有腹水等并发症，影像学提示肝硬化，酒精性肝硬化诊断明确。患者近 8 个月来间断腹胀、发热，腹水常规提示感染，腹水培养阳性，腹腔感染诊断明确。患者反复腹水，间断乳糜样腹水，影像学提示不全肠梗阻，腹部 CT 可见肠管聚集，考虑不除外肠穿孔可能，外科手术治疗证实肠穿孔，诊断明确。

【治疗及随访】

患者入院后予以营养支持、灌肠促进肠蠕动、头孢哌酮钠舒巴坦钠抗感染、输注人血白蛋白纠正低白蛋白血症、保肝治疗，疗效不佳，腹腔分隔逐渐加重，但仍有不全肠梗阻，且患者间断乳糜样腹水，请外科医师会诊，外科医师查体发现右下腹压痛明显，仔细阅腹部 CT 片，发现患者腹部有肠管聚集，结合患者为老年患者，长期饮酒、大量腹水，营养差，对腹痛等不敏感，考虑不除外肠穿孔可能，转外院外科行手术探查。

患者转外院行外科剖腹探查手术，术中发现肠穿孔，局部包裹，予以外科清创、肠吻合治疗，患者逐步康复。

病例分析

1. 肝病方面：患者老年男性，有长期大量饮酒史，1 年 7 个月前出现腹水，考虑酒精性肝硬化失代偿期，患者经戒酒、保肝、对症治疗，病情曾经平稳，但患者再次饮酒，病情恶化。此次就诊，肝功能失代偿，肝硬化 Child-Pugh 评分 8 分，予以营养支持、戒酒、保肝对症治疗。

2. 腹腔感染方面：患者老年男性，酒精性肝硬化基础，伴有 2 型糖尿病，为腹腔感染高危人群，患者反复腹胀，间断发热，血感染指标升高，腹水常规提示感染，腹水培养阳性，腹腔感染诊断明确，抗感染治疗有效，但患者腹腔感染频繁发作。肝硬化伴腹腔感染首先考虑自发性细菌性腹膜炎，这是一种在肝硬化基础上发生的腹腔感染，是指无明确腹腔内病变来源（如肠穿孔、肝脓肿）的情况下发生的腹膜炎，是病原微生物侵入腹腔，造成明显损害引起的感染性疾病，是肝硬化等终末期肝病患者常见并发症（40% ～ 70%），有自发性细菌性腹膜炎病史的肝硬化患者 12 个月内复发率高达 40% ～ 70%，可迅速发展为肝肾衰竭，致使病情进一步恶化，是肝硬化等终末期肝病患者死亡的主要原因。但除自发性细菌性腹膜炎外也需要考虑到其他继发感染。

3. 肠穿孔：该患者近 8 个月反复腹腔感染，本次合并有不全性肠梗阻入院，入院后抗感染治疗疗效不佳，出现腹腔大量分隔，提示严重腹腔感染，且患者既往间断乳糜样腹水，考虑患者非自发性细菌性腹膜炎，可能存在继发性感染可能，感染灶未清除导致患者感染控制不佳。该患者为老年患者，长期饮酒、大量腹水，营养差，对腹痛等不敏感，考虑不除外外科疾病可能。请外科医师会诊，外科医师会诊发现，患者右下腹压痛明显，仔细阅患者本次及既往腹部 CT 片，发现患者腹部有肠管聚集现象，提示患者不除外慢性肠穿孔，腹膜包裹。转外院外科行手术探查，手术探查证实患者结肠穿孔。肠穿孔是临床上常见的急腹症，其发病率与年龄和病因有关，肠穿孔可导致严重腹腔感染和脓毒症，病死率较高。目前肠穿孔临

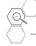

床诊断主要是采用 X 线片及 CT 等影像学检查技术，结合病史和临床表现，典型者诊断并不困难。但临床也有一些肠穿孔患者并无典型临床表现和影像学特征，诊断困难。

高学松教授病例点评

该患者为酒精性肝硬化失代偿期合并糖尿病，免疫功能差，既往反复因腹腔感染住院治疗，既往抗感染治疗疗效可，本次入院抗感染效果差，病情进展较快，腹腔出现大量分隔，仔细分析病情，除自发性细菌性腹膜炎外，患者腹腔感染是否存在继发性感染可能。外科医师会诊提示肠穿孔可能，外科手术证实存在肠穿孔，存在腹膜包裹，结合既往病史，考虑肠穿孔导致反复腹腔感染可能性大。这提示我们，对于老年肝硬化合并反复腹腔感染者，患者临床症状不典型，在治疗疗效不佳时，要考虑是否存在自发性细菌性腹膜炎以外的其他原因。

【参考文献】

1. 伍玉海，陈晓鹏.不典型肠穿孔 2 例报告并诊治思考 [J]. 齐齐哈尔医学院学报，2019，40（12）：1512-1514.

2. BIGGINS S W, ANGELI P, GARCIA-TSAO G, et al. Diagnosis, evaluation, and management of ascites, spontaneous bacterial peritonitis and hepatorenal syndrome: 2021 practice guidance by the American Association for the Study of Liver Diseases[J]. Hepatology, 2021, 74（2）: 1014-1048.

3. 徐小元，丁惠国，李文刚，等.肝硬化腹水及相关并发症的诊疗指南 [J]. 传染病信息，2017，30（5）：237-253.

（李洪杰）

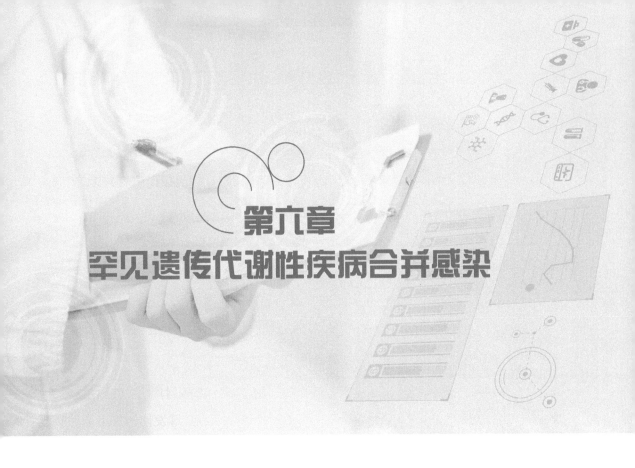

第六章 罕见遗传代谢性疾病合并感染

病例 20　构音障碍为首发症状的肝豆状核变性

病历摘要

【基本信息】

患者，男，29 岁，主因"发现 HBsAg（＋）15 年，四肢无力 4 日，意识障碍 9 小时"门诊以"意识障碍原因待查、乙肝肝硬化"收入院。

现病史：患者 15 年前体检时发现 HBsAg（＋），肝功能正常，HBV DNA 不详，无不适，未予特殊处理。此后患者未定期监测肝功能。9 年前，患者实验室检查肝功能异常，转氨酶高，未系统诊治。

119

1个月前，患者无明显诱因出现咳嗽、咳痰，声音减低，反应稍迟钝，无发热，无头晕、头痛，无恶心、呕吐，至北京某医院呼吸科就诊，诊断为"慢性咽炎"，给予利咽药物治疗（具体不详）。4天前，患者出现四肢无力，不能站立，能听懂他人说话，不能回答。9小时前患者突发意识不清，失语，肌力减退，无头晕、头痛，无恶心、呕吐，为进一步诊治送入我院，诊断为"意识障碍原因待查"，现为进一步诊治收入我科。

既往史：1年前，患者于当地医院五官科就诊，诊断为"神经性声嘶"，具体用药不详。否认高血压、冠心病、糖尿病病史，否认其他传染病病史，否认食物、药物过敏史，否认手术、外伤史。

个人史：生于北京市，于当地长大，否认吸烟及饮酒史，已婚、未育。

家族史：父母均健在，否认家族遗传病病史。

【体格检查】

T 37.5 ℃，P 82次/分，R 21次/分，BP 130/70 mmHg。神志模糊，痛苦面容，查体不合作，肝掌阳性，蜘蛛痣阴性。双侧巩膜轻度黄染，球结膜水肿，双侧瞳孔等大等圆，对光反射灵敏，颈部强直，双肺呼吸音粗，未闻及干湿啰音及胸膜摩擦音。心律齐，各瓣膜听诊区未闻及病理性杂音。腹部平坦，上腹部压痛、反跳痛有反应，无肌紧张，Murphy征阴性，麦氏点无压痛，双侧输尿管无压痛，肝区叩痛阴性。移动性浊音阳性。四肢、关节未见异常，活动无受限，双下肢轻度水肿，双上肢肌力3级、双下肢肌力2级，四肢肌张力高，腹壁反射正常引出，双侧肱二、肱三头肌腱反射、膝腱反射、跟腱反射不能配合，双侧Babinski征阴性，踝阵挛阴性，扑翼样震颤不能配合，Kernig征阴性，Brudzinski征阴性。

【辅助检查】

血常规：WBC 10.28×10⁹/L，NE% 84.01%，PLT 86×10⁹/L；CRP：19.66 mg/L；PCT 0.15 ng/mL；凝血功能：PTA 47.3%；肝功能：ALT 248 U/L，AST 664 U/L，TBIL 42.96 μmol/L，DBIL 14.94 μmol/L，ALB 34.08 g/L，GGT 47 U/L，ALP 134 U/L，CHE 1630 U/L；心肌酶：CK 8677 U/L，CK-MB 129.9 ng/mL，LDH 1043 U/L，HBDH 530 U/L；电解质+肾功能+血糖+血氨：K^+ 4.87 mmol/L，Na^+ 137.1 mmol/L，Cl^- 99.1 mmol/L，Ca^{2+} 2.19 mmol/L，BUN 7.69 mmol/L，CREA 45.6 μmol/L，GLU 5.69 mmol/L，NH_3 45 μg/mL；肿瘤系列：AFP 2.8 ng/mL，CEA 2.7 ng/mL，CA199 10.7 U/mL，CA153 11.3 U/mL；乙肝五项：HBsAg 0.01 IU/mL，HBsAb 1.27 mIU/mL，HBeAg 0.26 S/CO，HBeAb 1.91 S/CO，HBcAb 0.11 S/CO；乙肝病毒定量：HBV DNA < $1.0×10^2$ IU/mL；丙肝抗体：抗HCV 0.07 S/CO；梅毒螺旋体、HIV、CMV、EBV抗体均阴性；自身免疫性肝病、ENA谱阴性；特种蛋白C3 0.42 g/L，铜蓝蛋白 0.05 g/L，类风湿因子 24 IU/mL；辅助性T细胞亚群 CD3⁺CD4⁺ 347 cells/μL，CD3⁺CD8⁺ 225 cells/μL；甲状腺激素系列：T4 3.98 μg/dL；头颅CT：头部平扫未见明确异常，必要时复查；腹部超声：肝硬化、肝内多发实性结节，脾大，脾静脉增宽。腹部CT：肝硬化，脾大，副脾，食管下段胃底静脉曲张，腹水。

【诊断及诊断依据】

诊断：意识障碍原因待查；肝硬化（失代偿期）；腹水；腹腔感染；低蛋白血症；脾大。

诊断依据：患者青年男性，以构音障碍、四肢无力为首发症状，逐步进展为昏迷状态，意识障碍应从以下几个方面分析：①肝豆状核变性：患者主要表现为失语、四肢运动障碍、肌张力增高及神志障碍，体征为上颈部强直、腱反射偏亢进，病理征阴性。头颅 CT 未见明显异常，入院后查肝功能异常，乙肝五项均为阴性，HBV DNA 阴性，可基本除外慢性乙型肝炎，甲、丙、丁、戊肝系列均为阴性，自身免疫性肝病阴性，排除相关原因导致的肝功能异常。铜蓝蛋白明显下降，因肝豆状核变性可以神经系统症状起病，考虑肝豆状核变性可能性大。②中枢神经系统感染：因患者临床表现为发热及意识障碍，北方冬春季节，根据病情发展变化及体征特点需除外神经中枢感染。③肝性脑病：患者有肝病病史，此次发病行腹部超声提示肝硬化及门静脉高压，出现低蛋白血症，肝硬化失代偿期明确，入院后查血氨轻度升高，肝性脑病不能除外。④代谢性脑病：患者无糖尿病病史，血糖正常，不支持酮症酸中毒及低血糖昏迷。注意有无免疫性损伤脑病。肝硬化失代偿期、腹水、腹腔感染、低蛋白血症、脾大：患者青年男性，急性起病。以意识障碍为主要表现，腹部体征提示上腹部压痛、反跳痛。入院后查白细胞及炎症指标显著升高，肝功能异常，ALB 低于 30 g/L，腹部影像学提示肝硬化、脾大等表现。考虑肝硬化失代偿期诊断明确。病因方面，铜蓝蛋白降低，余病原学均为阴性，考虑肝豆状核变性可能性大，进一步完善相关检查明确病因。

【诊疗及随访】

入院后予以头孢噻肟钠舒巴坦钠抗感染治疗，给予甘露醇脱水降颅压治疗及保肝降酶治疗，患者持续发热，意识障碍不能缓解，存在呼吸、心搏骤停风险，与患者家属充分沟通后同意转入 ICU 进一步治疗。转入 ICU 后给予气管插管、呼吸机支持治疗，先后给予头孢美唑、头孢哌酮钠舒巴坦钠抗感染治疗，完善腰椎穿刺提示颅压正常，脑脊液病原学为阴性。完善血铜含量 0.25 mg/L、24 小时尿铜量 791.9 μg/24 h，均明显下降；头颅 MRI（图 20-1）：脑干及胼胝体异常信号，性质待定，代谢异常？请结合临床；腹部增强 CT（图 20-2）：肝硬化、脾大、副脾、食管下段胃底静脉曲张、腹水；完善眼底检查，可见 K-F 环。结合以上结果，根据肝豆状核变性的诊断标准，可明确肝豆状核变性诊断，意识障碍考虑其相关脑病可能性大。予以硫酸锌联合青霉胺口服驱铜治疗，患者体温恢复正常，神志逐渐转清，仍存在构音障碍，监测血常规及炎症指标逐渐下降至正常，肝功能等明显改善，转入普通病房继续治疗，定期监测血常规、肝肾功能，根据血常规、肾功能等酌情调整青霉胺用量。

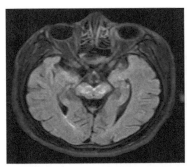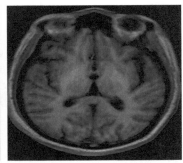

图 20-1 头颅 MRI 检查情况

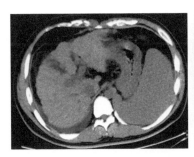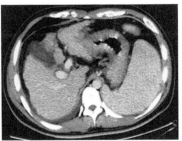

图 20-2 腹部增强 CT 提示腹部改变情况

【护理】

该患者以意识障碍为主要表现，神志不清及肌力异常为突出，患者住院治疗过程中制定相关护理方案。具体护理措施如下。

1. 精神症状护理

（1）病情观察：①加强巡视，密切观察患者异常行为的先兆表现，防止患者冲动伤人、自伤等意外事件；②观察患者神志变化，动态监测血氨变化，如有异常及时通知医生；③严格落实各项护理核心制度，及时、准确记录护理病程；规范交接班，保障各班次准确掌握患者情况。

（2）安全管理：①护理人员规范做好各项安全风险评估，并加强与家属的沟通，做好相关宣教，告知病情发展过程以及可能出现的安全问题，指导其配合医护人员共同实施预防措施；②患者出现情绪不稳、狂躁、冲动等异常行为时，及时加强防坠床、防跌倒等安全护理措施；③患者情绪激动，有自伤、伤人倾向时，适当给予保护性约束，同时注意约束带松紧情况，定时观察约束部位皮肤血运情况；必要时遵医嘱采取镇静措施；④监护人全程陪护，护理人员加强巡视，严禁患者单独行动，严防走失；⑤做好周围环境的安全管理，清除危险物品，严禁出现利器；同时创造安静舒适的环境，能够减少对患者的刺激。

2. 基础护理

（1）遵医嘱指导患者服药，做到亲视服药，密切观察患者用药后的反应。

（2）协助患者完成生活护理，做好饮食、排便、卫生等基础护理；协助患者合理调整作息时间，创造安静舒适的睡眠环境。

（3）做好饮食管理，为减少铜摄入，防止铜蓄积，避免食用含铜量高的食物，勿使用铜质餐具进食。

（4）心理护理：①护理人员详细掌握患者病情，深入了解患者思想状态，加强对患者的人文关怀，尊重、理解、鼓励患者，态度和蔼，言语耐心，避免刺激患者情绪；②本病病程长，易反复，出现精神症状时，生活自理能力差，家属心理压力大，应加强与家属的沟通，帮助其了解疾病的相关知识，解除顾虑，减轻压力。

　　该患者经前述治疗及护理支持后病情好转出院。出院后坚持驱铜治疗及定期复查，仍反复出现意识障碍，2016 年 10 月 15 日出现上消化道出血，最终于 2016 年 11 月 21 日因心搏骤停死亡。

病例分析

　　肝豆状核变性又称 Wilson 病（Wilson disease），是一种罕见的由 *ATP7B* 基因变异引起的常染色体隐性遗传的铜代谢障碍疾病，*ATP7B* 可编码一种铜转运 P 型 ATP 酶，参与铜的跨膜转运，该基因出现变异可导致 ATP 酶的功能缺陷或丧失，从而造成胆道排铜障碍，大量铜蓄积于肝、脑、肾、骨关节、角膜等组织和脏器，导致患者出现肝脏损害、神经精神表现及角膜色素环（Kayser-Fleischer ring，K-F 环）等相应的临床症状及体征。Wilson 病的神经系统症状主要累及锥体外系，常见表现包括肌张力障碍、震颤、肢体僵硬和运动迟缓、精神行为异常及其他少见的神经症状。神经精神症状多见于10 ～ 30 岁起病的患者，其发生常较肝病延迟 10 年出现，因此容易被误诊为肝性脑病。

　　本例患者为青年男性，结合患者慢性肝病病史合并感染征象，非常容易诊断为腹腔感染引起的失代偿期肝硬化合并肝性脑病甚至中枢神经系统感染。结合患者以四肢无力、构音困难等神经精神系统为首发的症状及实验室检查结果，依据上述诊断指标，可明确Wilson 病诊断，结合患者既往史、病原学检查、脑脊液检查及头

125

颅影像学表现，可除外中枢神经系统感染、脑血管病、肝性脑病等诊断。

关于 Wilson 病的治疗，指南建议尽早治疗、个体化治疗和终身治疗，病情危重不是抗铜治疗的禁忌，相反，病情越重，越需要尽快治疗。本病例在诊断为 Wilson 病之后，即使在气管插管情况下也立即予以了抗铜治疗。值得注意的是，在治疗过程中需要定期监测疗效及不良反应，该患者在驱铜治疗过程中出现了血象下降，因此酌情调整了药物剂量。治疗的早晚可影响患者长期预后，大部分 Wilson 病患者及时诊断后进行规范治疗，可以正常地生活和工作。然而，该患者在早期出现肝功能异常时并未进行规范的诊断治疗，导致失去了治疗的最佳时机，最终引起疾病恶化导致死亡的发生。

在今后的临床工作中，对于精神障碍起病的中青年患者，应警惕 Wilson 病的可能，需要做到仔细采集病史，拓宽诊疗思路，防止误诊或延误病情，从而做到早期诊断、早期治疗。该患者入院诊断乙肝肝硬化是根据既往病史做出的初步诊断，后来入院后检查表面抗原阴性，就只做了肝硬化诊断，没有再诊断乙肝肝硬化。

王艳斌教授病例点评

肝豆状核变性（Wilson disease，WD）是一种常染色体隐性遗传性疾病，是 *ATP7B* 基因突变导致 ATP7B 蛋白对铜的转运功能障碍，从而使过多的铜在机体重要脏器中沉积所致的疾病。各地区流行率报道差异较大，主要以儿童、青少年多见。研究结果显示，表现为神经精神系统症状的 WD 患者中，男性相对多见；而表现为肝脏症状的 WD 患者中，女性较为多见。其所导致的肝脏损伤根据

笔记

轻重程度及病程长短不同，临床上可表现为无症状、急性肝炎、急性肝衰竭（acute liver failure，ALF）、慢性肝炎、肝硬化等多种形式。WD 神经系统表现多种多样，但大多为锥体外系功能障碍。以神经系统症状为主的 WD 患者的脑脊液铜浓度升高，是非 WD 患者或 WD 患者但无神经系统表现者的 3～4 倍。有中枢神经系统症状的患者大多有肝脏受累表现。该例患者为青年男性，肝脏相关检查提示肝硬化失代偿表现，常见导致肝硬化病因已经排除，以神经系统损伤为首发表现。接诊医生经验较丰富，迅速通过铜蓝蛋白检测判定为肝豆状核变性可能性大，后检查发现眼部 K-F 环阳性更加证实该诊断，继而通过血铜、尿铜检测基本确定该诊断。发热考虑与腹水、腹腔感染相关，意识障碍考虑更多由于铜在脑中沉积所致。积极抗感染后体温下降、腹水消退，积极驱铜治疗后症状缓解也证实了病因分析的正确，但之后虽坚持驱铜治疗仍反复出现意识障碍，考虑不除外合并肝硬化失代偿所致肝性脑病的同时存在。该例患者发现后诊治较为及时，但终因发病时肝脏病变已经较为严重，故治疗结果仍不理想。青霉胺治疗的不良反应在发展到肝硬化时也会更加明显，所以该病的早期发现和及时治疗对长期预后影响较大。WD 先证者的兄弟姐妹患病概率为 1/4。*ATP7B* 突变检测可用作 WD 先证者的一级亲属的一线筛查方法。其他评估还包括：与肝脏损伤和神经系统受累相关的病史和体格检查；肝功能检查（包括转氨酶、白蛋白、结合 / 非结合胆红素）、血清铜蓝蛋白及基础 24 h 尿铜；裂隙灯检查角膜 K-F 环。终末期肝病状态则应该考虑肝移植治疗。

【参考文献】

1. 中华医学会肝病学分会遗传代谢肝病协作组. 肝豆状核变性诊疗指南（2022 年版）[J]. 中华肝脏病杂志，2022，30（1）：9-20.

2. 中华医学会神经病学会神经遗传学组. 中国肝豆状核变性诊疗指南 2021[J]. 中华神经科杂志，2021，54（4）：310-319.

（赵文姗　郝营）

病例 21　IgG₄ 相关疾病

病历摘要

【基本信息】

患者，男，63岁，主因"尿黄、体重下降1年，加重伴皮肤瘙痒5个月"门诊以"肝功能异常、黄疸原因待查"收入院。

现病史：患者于1年前无明显诱因开始出现尿黄如橘色，伴体重下降，未诊治。5个月前患者无明显诱因出现进食后上腹不适，偶有进食后恶心、呕吐，尿黄加重，大便次数增加，每日2～3次，偶有发白，伴皮肤瘙痒明显，不伴发热、畏寒、腹痛，于当地县医院就诊，2017年12月20日查：血常规未见明显异常；肝功能：ALT 67 U/L，AST 48 U/L，ALP 338 U/L，GGT 307 U/L，TBIL 32 μmol/L，DBIL 22.97 μmol/L，血淀粉酶 69 U/L，脂肪酶 151 U/L；腹部超声：胰腺增厚，回声减弱，胆总管上端中等回声，肝内外胆管扩张，胆囊增大，胆囊壁增厚不光滑，胆囊底部局限性增厚；MRI：胰腺腊肠样增粗，T_1 信号降低，考虑自身免疫性胰腺炎，胆囊炎，胆囊结石，胆总管结石，腹膜后多发肿大淋巴结；PET-CT：胰腺全部肿大，摄取高，考虑炎性病变可能性大，肝内外胆管扩张，胆总管阴性结石可能，慢性胆囊炎。给予药物治疗后患者症状稍有好转，于当地医院短期治疗后出院。10天前患者无明显诱因再发进食后上腹不适，自觉尿黄加重，皮肤黄染，复查肝功能：TBA 278 μmol/L，TBIL 87.7 μmol/L，DBIL 62.7 μmol/L，GGT 354 U/L，ALP 342.3 U/L，ALT 46.3 U/L。胃镜：食管黏膜慢性炎症，轻度胆汁反流性胃炎。现为行进一步诊治收入我院。

既往史：平素身体健康，否认高血压、冠心病、糖尿病病史，否认其他传染病病史，否认食物、药物过敏史，否认手术、外伤史。

个人史：生于河北，吸烟史 30 年，每日 20 支，饮酒史 40 年，每日白酒 250 g。已婚、已育，子女体健。

家族史：否认家族遗传病病史。

【体格检查】

T 36.5 ℃，P 68 次 / 分，R 18 次 / 分，BP 120/80 mmHg。皮肤黏膜轻度黄染，浅表淋巴结未触及异常肿大。巩膜轻度黄染。双肺呼吸音清，未闻及干湿啰音及胸膜摩擦音。心界不大，心率 68 次 / 分，心律齐，各瓣膜听诊区未闻及病理性杂音，腹部平坦，全腹无压痛及反跳痛，腹部未触及包块，肝、脾未触及，Murphy 征阴性，麦氏点无压痛，肝区叩痛阴性。移动性浊音阴性。双下肢无水肿。

【辅助检查】

血常规：WBC 6.31×10^9/L，NE% 57.79%，HGB 139.9 g/L，PLT 312.1×10^9/L。

肝功能：ALT 33.3 U/L，AST 35.3 U/L，TBIL 118.1 μmol/L，DBIL 95 μmol/L，ALB 40.5 g/L，GGT 249.2 U/L，ALP 302.2 U/L，CHE 5010 U/L。

电解质+肾功能：K^+ 4.06 mmol/L，Na^+ 137.2 mmol/L，Cl^- 102.4 mmol/L，BUN 6.46 mmol/L，CREA 53.7 μmol/L，URCA 205 μmol/L，GLU 6.97 mmol/L，TCO_2 22.4 mmol/L。

凝血功能：PTA 105.0%。

降钙素原：0.14 ng/mL。

乙肝表面抗原：阴性。

丙肝病毒抗体：抗 HCV 阴性。

甲、丁、戊肝系列：ANTI-HAV-IgM 阴性，HDV-Ag 阴性，ANTI-HDV-IgG 阴性，ANTI-HDV-IgM 阴性，ANTI-HEV-IgM 阴性。

EB 病毒抗体检测 IgM（进口）：阴性。

巨细胞病毒抗体检测 IgM：阴性。

自身免疫肝病：ANA 阴性，SMA 阴性，AMA 阴性，LKM 阴性，ACA 阴性，PCA 阴性，HMA 阴性，AMA-M2 阴性，抗 gp-210 板层素抗体阴性，抗 sp100 抗体阴性。

特种蛋白：IgG 23 g/L，IgA 2.56 g/L，IgM 2.26 g/L，铜蓝蛋白 0.6 g/L。

肿瘤系列：AFP 3.3 ng/mL，CA199 258.7 U/mL，CEA 4.8 ng/mL。

甲状腺激素系列：T4 6.17 µg/dL，T3 0.68 ng/mL，TSH 2.08 µIU/mL，FT3 1.98 pg/mL，FT4 1.04 ng/dL。

胸部正位片：心肺未见明显异常。

腹部超声：肝实质回声偏粗、胰腺增厚、胰头区低回声包块、肝内外胆管扩张、肝外胆管低回声区、胆囊壁增厚、毛糙、胆汁淤积，建议进一步检查。

腹部 CT 平扫：肝内胆管明显扩张，肝门区结构显示欠清，似见软组织密度影，建议增强检查除外占位性病变。胰腺肿胀，建议进一步检查除外自身免疫胰腺炎。胆囊结石、胆囊炎。

MRI 胰胆管水成像：胰腺改变，考虑自身免疫性胰腺炎。肝内胆管扩张，肝门区胆管显示不清，建议进一步检查；DWI 门静脉周围高信号，建议进一步检查。胆囊壁增厚。肝门区多发稍大淋巴结，建议进一步检查。

腹部 CT 平扫＋增强：肝门区胆管壁明显增厚强化，考虑为恶性病变可能性大，伴肝内胆管扩张，请结合临床病史及其他检查。胰腺肿胀，建议进一步检查除外自身免疫胰腺炎。胆囊结石、胆囊炎。肝内散在小囊肿。

【诊断及诊断依据】

诊断：肝功能异常、黄疸原因待查。

诊断依据：患者中老年男性，既往无慢性肝炎病史，有长期、大量饮酒史，因尿黄、消瘦伴皮肤瘙痒就诊，常考虑以下疾病。①酒精性肝炎：患者有长期、大量饮酒史，但此次发病，肝功能以胆红素升高为主，转氨酶基本正常，PTA 正常，查体未见肝掌、蜘蛛痣，无肝大，无肝区叩击痛，影像学检查无肝硬化及门静脉高压表现，故肝脏炎症不明显，不能用饮酒解释此次发病，可暂排除该诊断。②原发性胆汁性胆管炎：常以黄疸、乏力、消瘦、皮肤瘙痒为首要表现，女性患者更多见，有特异性的自身抗体，如 AMA、AMA-M2、抗 gp-210 板层素抗体、抗 sp100 抗体等，免疫球蛋白 IgM 升高，肝脏病理可见小胆管的慢性非化脓性破坏性胆管炎。该患者不符合原发性胆汁性胆管炎诊断标准，暂不考虑。③肝外梗阻性黄疸：患者中老年，为肿瘤高发人群，影像学检查提示肝门区可疑占位病变，肿瘤标志物 CA199 升高，故不能除外该诊断，必要时可采取病理检查明确诊断。④IgG$_4$ 相关疾病：该病为一组以血 IgG$_4$升高为主要表现之一的疾病，胰腺和胆道系统为常见受累器官，血中总 IgG 水平及 IgG$_4$ 均升高，该患者影像学有特征性胰腺改变，故不除外此诊断。

【治疗及随访】

入院后予异甘草酸镁、丁二磺酸腺苷蛋氨酸等保肝退黄治疗，外送北京协和医院查 IgG$_4$ 结果回报 14 900 mg/L，考虑诊断"IgG$_4$

相关疾病、自身免疫性胰腺炎、IgG$_4$ 相关性胆管炎"成立，于 4 月 12 日予甲泼尼龙片 24 mg/d 抗炎治疗。患者肝功能逐渐好转，TBIL 及 CA199 逐渐下降，带药出院。此后患者定期门诊复查，随访 3 年，维持甲泼尼龙片 4 mg/d 治疗，间断复查肝功能、CA199、IgG$_4$ 均正常，无明显不适。

病例分析

    IgG$_4$ 相关性疾病（immunoglobulin-G$_4$ related disease，IgG$_4$-RD）是一种免疫介导的慢性炎症伴纤维化疾病，可累及多个脏器，血清 IgG$_4$ 水平显著升高和肿块样病灶是本病最常见的临床表现，常被误诊为肿瘤。我国于 2020 年发布的《IgG$_4$ 相关性疾病诊治中国专家共识》中，建议依据 2011 年日本制定的 IgG$_4$-RD 综合诊断标准及 2019 年美国风湿病学会（American College of Rheumatology，ACR）/ 欧洲抗风湿病联盟（European League Against Rheumatism，EULAR）制定的 IgG$_4$-RD 分类标准进行诊断。主要包括特征性临床表现、血清 IgG$_4$ 升高、典型的病理特征及排除模拟 IgG$_4$-RD 的多种疾病，如肿瘤、系统性血管炎、慢性感染等。血清 IgG$_4$ 升高见于绝大多数 IgG$_4$-RD 患者，但其诊断的特异性不高，如肿瘤、系统性血管炎、慢性感染、过敏性疾病等也可见 IgG$_4$ 升高，部分 IgG$_4$-RD 患者 IgG$_4$ 水平也可正常。近年来，对于一些其他生物学标志物的研究，如循环系统中的浆母细胞计数，提示其可能用于本病的诊断及治疗反应监测。IgG$_4$ 特征性病理表现包括：①特征性的组织学表现。大量淋巴和浆细胞浸润、席纹状纤维化及闭塞性静脉炎。② IgG$_4^+$ 浆细胞浸润。受累组织中 IgG$_4^+$ 浆细胞数升高，IgG$_4^+$ 浆细胞 / IgG$^+$ 浆细胞升高。其他常见的组织病理学特征包括：管腔未堵塞的静脉炎和嗜酸性粒细胞浸润。而大量组织细胞浸润、大量中性粒细胞浸润、异型性细胞、巨细胞浸润、明显组织坏死、上皮样肉芽肿、坏死性血管炎等，为不支持 IgG_4-RD 的病理表现。IgG_4-RD 患者的疾病活动度和严重性可参考 IgG_4-RD RI 进行评估。有症状且病情活动的患者或无症状但重要脏器受累并进展的患者，应接受治疗。糖皮质激素是治疗 IgG_4-RD 的一线药物，治疗分为诱导缓解和维持治疗，再次使用初始治疗剂量，大多数复发患者也可获得缓解。单用激素治疗效果欠佳或不能耐受者，可联合免疫抑制剂或生物制剂，能更有效控制疾病，减少复发。当 IgG_4-RD 患者受累部位引起压迫导致器官功能障碍时，可采取紧急外科手术或介入治疗进行干预，尽快缓解症状。

对于本例患者的诊断，依据 2011 年日本制定的 IgG_4-RD 综合诊断标准：①临床检查显示 1 个或多个脏器特征性的弥漫性 / 局限性肿大或肿块形成。②血清 IgG_4 升高（ > 1350 mg/L ）。③组织病理学检查显示：a. 大量淋巴细胞和浆细胞浸润，伴纤维化；b. 组织中浸润的 IgG_4^+ 浆细胞 / IgG^+ 浆细胞 > 40%，且每高倍镜视野下 IgG_4^+ 浆细胞 > 10 个。该患者符合① + ②，为可疑诊断。

应用 2019 年 ACR/EULAR 制定的 IgG_4-RD 分类标准进行诊断。①必须符合纳入标准：典型的临床或影像学特征，或者不明原因的炎症伴淋巴、浆细胞浸润的病理证据；②不能符合任何一项排除标准：a. 临床表现：反复发热和激素治疗无反应者；b. 血液学：不明原因白细胞和血小板减少、外周血嗜酸性粒细胞增多、ANCA 阳性、具有较高特异性的自身抗体阳性、冷球蛋白血症；c. 影像学：怀疑恶性肿瘤或感染、4 ～ 6 周内影像学明显进展、长骨病变符合 Erdheim-Chester 病、不明原因脾大；d. 病理学：细胞浸润提示恶性肿瘤、符合炎性肌纤维母细胞瘤的标记、突出的中性粒细胞炎症、坏死性血管炎、显著的坏死改变、原发性肉芽肿性炎症、巨噬细胞 / 组织细胞病的病理特征；e. 桥本甲状腺炎（如果只有甲状腺受累）。该患者均不符合。③包含项目逐一评分。④总分 ≥ 20 分可诊断。该患者评分 30 分。

该患者在激素治疗及后续随访中，临床症状、生化学指标、影像学改变及 IgG4 水平均明显好转，且在激素维持治疗过程中无复发，最终我们确诊该患者为 IgG4-RD。遗憾的是，该患者主要累及胰腺及胆管，活检难度较大，制约了病理标本的获取，在今后的临床工作中，如遇到疑诊 IgG4-RD 的患者，应尽可能地对有条件者进行组织活检，提高确诊率，减少误诊可能。

闫杰教授病例点评

该患者因反复黄疸 1 年，ALP、GGT 明显升高，以"黄疸原因未明"就诊于肝病科。除上述临床表现及实验室检查异常外，最为突出的辅助检查发现是腹部 B 超、CT、MRI 均提示胆管梗阻、肝门区胆管壁明显增厚强化，血清 CA199 升高，一度怀疑胆管系统恶性肿瘤；但同时亦发现存在慢性胰腺炎的影像学表现，且考虑"自身免疫性胰腺炎"可能性大。这就提示我们应该去寻找能够同时累及肝脏（尤其是胆管系统）和胰腺的自身免疫性疾病。而 IgG4-RD 正是近年来备受国内外肝病学界关注的一种有免疫介导的慢性炎症伴纤维化疾病，能够同时累及肝脏与胰腺，常常被误诊为肿瘤。正是由于先前具备了这一知识储备，才让我们的诊断思路得以开阔，及时送检血清 IgG4，拟诊该病；并给予肾上腺糖皮质激素治疗，通过后续疗效观察，最终确诊 IgG4-RD。

【参考文献】

1. 张文，董凌莉，朱剑，等. IgG 4 相关性疾病诊治中国专家共识 [J]. 中华内科杂志，2021，60（3）：192-206.

2. KHOSROSHAHI A，WALLACE Z S，CROWE J L，et al. International consensus guidance statement on the management and treatment of IgG4-related disease[J]. Arthritis Rheumatol，2015，67（7）：1688-1699.

3. DESHPANDE V，ZEN Y，CHAN J K，et al. Consensus statement on the pathology of IgG4-related disease[J]. Mod Pathol，2012，25（9）：1181-1192.

（王京京）

病例 22　AMA 阴性原发性胆汁性胆管炎合并重度急性胆囊炎

病历摘要

【基本信息】

患者，女，87 岁，主因"间断乏力、腹胀、黑便 6 年余，腹部疼痛 1 周"收入院。

现病史：患者 6 年前无明显诱因出现乏力，偶有腹胀，无发热及畏寒、寒战，无腹痛、腹泻，就诊于我院门诊，辅助检查提示肝功能异常：ALT 29.2 U/L，AST 60.7 U/L，ALB 32.2 g/L，GGT 456.3 U/L，ALP 539.4 U/L，CHE 4754 U/L，自身抗体系列 ANA 阳性（胞浆颗粒型 1 ∶ 100），ACA 阳性（1 ∶ 3200），Ro-52 阳性（++++），CENP B 阳性（++++），完善腹部增强 MRI，提示肝硬化、脾大、少量腹水，食管下段及胃底静脉曲张，诊断"肝硬化、失代偿期"。同年 7 月无明显诱因出现黑便，胃镜显示胃底静脉曲张重度，予以聚桂醇及组织胶治疗。后先后 4 次因黑便入院，予以内镜下治疗。1 周前患者跌倒后出现腹痛，主要表现为右上腹痛，性质描述不清，持续不缓解，无发热、恶心、呕吐，无腹泻、黑便，就诊于我院急诊，完善检查：WBC 54.44×10⁹/L，NE% 93.50%，RBC 3.23×10¹²/L，HGB 106.00 g/L，PLT 64.00×10⁹/L，PCT 23.79 ng/mL，ALT 122.2 U/L，AST 343.5 U/L，TBIL 259.4 μmol/L，DBIL 212.3 μmol/L，ALB 20.6 g/L，K⁺ 5.68 mmol/L，Na⁺ 134.0 mmol/L，Cl⁻ 101.2 mmol/L，UREA 20.55 mmol/L，CREA

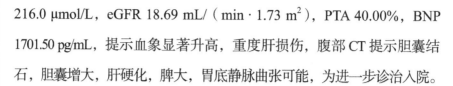

216.0 μmol/L，eGFR 18.69 mL/（min·1.73 m²），PTA 40.00%，BNP 1701.50 pg/mL，提示血象显著升高，重度肝损伤，腹部 CT 提示胆囊结石，胆囊增大，肝硬化，脾大，胃底静脉曲张可能，为进一步诊治入院。

既往史：高血压病史 10 余年，甲状腺功能减退病史 8 年余，60 年前曾行"阑尾切除术"，分别于 50 年前、30 年前行"下肢静脉曲张剥脱术"；否认冠心病、糖尿病病史，否认食物、药物过敏史；否认输血史。

个人史：否认吸烟、饮酒史。

【体格检查】

T 36.7℃，P 80 次 / 分，R 20 次 / 分，BP 115/60 mmHg。神志清楚，肝病面容，精神较差，回答切题。肝掌（＋），蜘蛛痣（－），皮肤、巩膜重度黄染，浅表淋巴结未触及肿大，双肺呼吸音粗，未闻及明显干湿啰音，心律齐，心脏略左大，各瓣膜区未闻及额外心音，腹饱满，右上腹压痛阳性，Murphy 征阳性，肝脏未触及，脾脏肋下 3 cm，质韧，无压痛，腹部叩诊鼓音，移动性浊音可疑，双下肢轻度水肿，踝阵挛阴性，扑翼样震颤阴性。

【辅助检查】

血常规：WBC 54.44×10⁹/L，NE% 93.50%，HGB 106.00 g/L，PLT 64.00×10⁹/L；肝功能：ALT 122.2 U/L，AST 343.5 U/L，TBIL 259.4 μmol/L，DBIL 212.3 μmol/L，TP 52.6 g/L，ALB 20.6 g/L，A/G 0.6，CHE 1862 U/L，GGT 165.8 U/L，ALP 241.4 U/L；电解质＋肾功能＋血糖＋血氨：K⁺ 5.68 mmol/L，Na⁺ 134.0 mmol/L，UREA 20.55 mmol/L，CREA 216.0 μmol/L，NH₃ 35 μmol/L；PTA 40.00%；PCT 35.37 ng/mL；CRP 213.8 mg/L；自身抗体系列：AMA（－），AMA-M2（－），AMA-M4（－），AMA-M9（－），ANA 1 ：100，CENP B（＋＋＋），Ro-52（＋＋＋）。

心电图：正常。腹部超声：肝硬化，脾大，胆囊增大（90 mm×50 mm，壁厚4 mm），可见多发结石，肝内胆管无明显扩张，可见胸腔积液、腹水。MRCP：肝硬化、脾大、腹水；胆囊结石，胆囊炎；胸腹壁水肿；双侧少量胸腔积液，腹水。胸部CT：双肺下叶少许炎症可能；右侧第5前肋欠光滑，建议结合临床；右肺上叶局限性肺大疱。双肺下叶间质性改变。

【诊断及诊断依据】

诊断：慢加急性肝衰竭、肝硬化失代偿期、抗线粒体抗体（anti-mitochondrial antibody，AMA）阴性原发性胆汁性胆管炎、食管胃底静脉曲张、脾大、低蛋白血症、腹水、胆囊结石、重度急性胆囊炎、急性肾损伤、高血压病3级（很高危）、甲状腺功能减退。

诊断依据：①胆囊结石、重度急性胆囊炎：患者既往多次查腹部影像学显示胆囊结石，本次因右上腹痛入院，查体发现右上腹部明显压痛及反跳痛，Murphy征阳性，辅助检查提示WBC、CRP、PCT等炎症指标明显升高，腹部影像学检查提示胆囊明显增大，胆囊壁增厚，同时合并凝血功能障碍，肝肾功能不全，诊断胆囊结石、重度急性胆囊炎明确。②慢加急性肝衰竭、肝硬化失代偿期、AMA阴性原发性胆汁性胆管炎、食管胃底静脉曲张、脾大、腹水、低蛋白血症：患者老年女性，诊断失代偿肝硬化6年余，反复因食管胃底静脉曲张出血行内镜下治疗，肝功能异常以ALP升高为主，熊去氧胆酸治疗有效，考虑原发性胆汁性胆管炎可能性大，但既往多次检查AMA阴性，考虑为AMA阴性原发性胆汁性胆管炎，此次1周内病情加重入院。查体可见肝病面容，脾脏增大，腹部饱满，双下肢水肿，实验室检查提示黄疸重度，血白蛋白水平降低，PTA 40%，MRCP提示肝硬化、腹水，综上诊断明确。③急性肾损伤：患者既

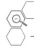
往肾功能大致正常，此次肌酐水平明显升高，诊断明确。④高血压病3极（很高危）、甲状腺功能减退：既往诊断明确，延续。结合腹部体征、肺部影像可排除腹腔感染及肺部感染。

【治疗及随访】

患者入院后予以禁食水、胃肠减压，联系外科会诊，考虑严重感染，厌氧菌感染风险高，给予美罗培南联合奥硝唑抗感染，同时给予保肝、退黄、补充人血白蛋白、利尿、维持内环境稳定及营养支持的综合治疗，间断放腹水。患者腹部影像学提示胆囊明显增大，胆囊充满结石，胆囊壁增厚，感染控制难度大。联系介入科及消化科会诊，患者MRCP无肝内外胆管扩张，无经皮肝穿刺胆道引流术及经内镜逆行胰胆管造影术指征。联系外科及超声科会诊，评估经皮经肝胆囊穿刺造瘘术指征。因患者高龄，且肝前有腹水，有创操作风险极高，最终采用内科保守治疗。后患者体温逐步恢复正常，炎症指标逐步下降，肝肾功能指标有所好转，复查影像学提示胆囊炎症好转（表22-1，图22-1），病情好转出院。嘱患者出院后避免油腻饮食，规范用药。患者定期门诊随访，病情稳定。

表22-1 患者相关实验室检查结果

	入院当天	入院3天	入院6天	入院9天	入院2周	入院3周
WBC（$\times 10^9$/L）	54	13.87	9.13	6.79	6.72	5.39
NE（%）	93.5	86.7	77.54	68.5	50.39	51
HGB（g/L）	106	83	85	80	77.5	78.2
PLT（$\times 10^9$/L）	64	55	60	81	88.3	87.9
CRP（mg/L）	213.8	139.5	103.9	57.1	25.7	10.2
PCT（ng/mL）	35.37	16.92	8.89	1.14	0.97	0.78
ALT（U/L）	122.2	192.5	58.2	8.6	14.5	9.5
AST（U/L）	343.5	88.5	32.7	31.3	40.1	23.6
TBIL（μmol/L）	259.4	277.7	283.1	131.2	78.5	49
DBIL（μmol/L）	212.3	242	245.9	111.2	67.7	41.8
GGT（U/L）	165.8	-	-	26.4	91.3	94.3
ALP（U/L）	241.4	-	-	74.5	112.8	122.3
CRE（μmol/L）	216.0	186.7	164.9	132.2	135.7	102.4
PTA（%）	40	48	63	70	79	71

笔记

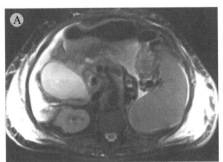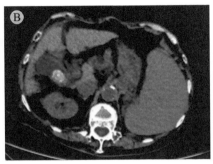

A. 治疗前（MRCP）；B. 治疗后（腹部CT）。

图 22-1　治疗前后腹部影像学对比

病例分析

1. 胆囊结石、重度急性胆囊炎：患者胆囊结石病史明确，既往腹部超声提示胆囊大小正常，胆囊内可见多个强回声堆积成团，呈现充满性结石表现。此次因跌倒后出现腹痛伴全身炎症指标升高，考虑结石嵌顿等原因诱发胆囊炎急性发作，胆囊内胆汁淤积合并感染，胆囊明显增大。根据《急性胆道系统感染的诊断和治疗指南（2021版）》指导意见，急性胆囊炎根据严重程度可分为轻、中、重度，本例患者因合并肝肾功能及凝血功能不全，属于 Grade Ⅲ（重度）急性胆囊炎。根据我国《胆囊良性疾病外科治疗的专家共识》及《中国慢性胆囊炎、胆囊结石内科诊疗共识意见》推荐，胆囊结石，如呈现充满性结石、胆囊壁增厚（≥ 3 mm），即具备胆囊切除的外科手术指征。胆囊炎急性发作时，对于局部炎症不适宜急诊手术者，可先行胆囊引流术。胆囊引流术包括经皮经肝胆囊穿刺置管引流术（percutaneous transhepatic gallbladder drainage，PTGBD）、胆囊造瘘术等。前者是首选的引流方式，但合并严重出血倾向、大量腹水是 PTGBD 的禁忌证。该例患者在慢性肝病基础上因严重感染诱

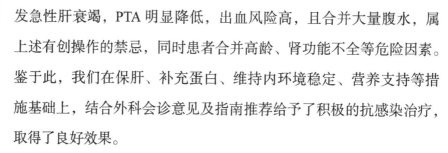

发急性肝衰竭，PTA 明显降低，出血风险高，且合并大量腹水，属上述有创操作的禁忌，同时患者合并高龄、肾功能不全等危险因素。鉴于此，我们在保肝、补充蛋白、维持内环境稳定、营养支持等措施基础上，结合外科会诊意见及指南推荐给予了积极的抗感染治疗，取得了良好效果。

2. 肝衰竭：肝衰竭是多种因素引起的严重肝脏损害，导致合成、解毒、代谢和生物转化功能严重障碍或失代偿，出现以黄疸、凝血功能障碍、肝肾综合征、肝性脑病、腹水等为主要表现的一组临床综合征。根据我国《肝衰竭诊治指南（2018 年版）》，肝衰竭可分为4 类：急性肝衰竭、亚急性肝衰竭、慢加急性（亚急性）肝衰竭和慢性肝衰竭。该例患者本身存在失代偿期肝硬化的基础，此次在急性胆囊炎的诱因下，2 周内出现黄疸加深、凝血功能障碍为特点的一系列临床症状，符合慢加急性肝衰竭的诊断标准。肝硬化病因，患者GGT、ALP 明显升高，但缺乏原发性胆汁性胆管炎特异性抗体阳性，因高龄无法肝穿刺，结合熊去氧胆酸治疗有效等，考虑 AMA 阴性原发性胆汁性胆管炎可能性大。治疗方面，在积极保肝、抗感染的基础上，我们加强病情监护，同时密切监测血液及生化指标，每日静脉补给热量、液体、维生素及微量元素，积极纠正低蛋白血症、稳定内环境，预防肝衰竭的各项并发症，最终肝衰竭纠正，病情好转出院。

高学松教授病例点评

该例患者为 87 岁高龄女性，失代偿期肝硬化基础上，由于重度急性胆囊炎诱发了慢加急性肝衰竭，PTA 最低 40%，胆红素

TBIL ≥ 10×ULN，低蛋白血症合并大量腹水。同时合并严重胆囊炎，WBC、CRP、PCT 明显升高，胆囊明显增大，胆囊壁增厚，以及肾功能不全。由于存在凝血功能障碍及大量腹水，为有创操作禁忌，因此及时有效控制感染是内科治疗的关键。结合指南推荐及会诊意见，我们选用耐药率较低的强效碳青霉烯类联合抗厌氧菌药物，取得了良好效果。同时我们加强病情监护，给予积极的营养支持、稳定内环境、维持水电解质及酸碱平衡，最终炎症指标下降，肝肾功能得以改善。

【参考文献】

1. 中华医学会外科学分会胆道外科学组 . 急性胆道系统感染的诊断和治疗指南（2021 版）[J]. 中华外科杂志，2021，59（6）：422-429.

2. 中华医学会外科学分会胆道外科学组，中国医师协会外科医师分会胆道外科医师委员会 . 胆囊良性疾病外科治疗的专家共识（2021 版）[J]. 中华外科杂志，2022，60（4）：337-342.

3. 中华消化杂志编辑委员会，中华医学会消化病学分会肝胆疾病协作组 . 中国慢性胆囊炎、胆囊结石内科诊疗共识意见（2018 年）[J]. 中华消化杂志，2019，39（2）：73-79.

4. 中华医学会感染病学会分会肝衰竭与人工肝学组，中华医学会肝病学分会重型肝病与人工肝学组 . 肝衰竭诊治指南（2018 年版）[J]. 临床肝胆病杂志，2019，35（1）：38-44.

（高萍）

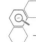

病例 23　不明原因肝硬化合并肺炎克雷伯菌脓毒血症

病历摘要

【基本信息】

患者，男，80岁，主因"反复乏力、纳差6年，间断呕血、黑便3年，发热伴咳嗽、咳痰1天"收入院。

现病史：患者6年前出现乏力、纳差，当时在我院住院治疗，肝功能异常，嗜肝病毒及非嗜肝病毒检测均阴性，考虑药物性肝炎可能性大，保肝治疗后好转出院。3年前进食硬物后出现呕血及黑便，我院急诊电子胃镜提示食管静脉曲张重度破裂出血后，给予聚桂醇＋组织胶治疗，收入我院消化科住院治疗，腹部超声提示肝硬化，脾厚，腹水，诊断为肝硬化伴食管胃底静脉曲张破裂出血，给予降低门静脉压力、抑酸、保肝、输血及对症支持治疗，患者病情好转后出院。此后患者反复因呕血、黑便入院，给予止血、抑酸、降低门静脉压力及内镜下治疗后好转。5天前患者乏力、纳差明显加重，伴胸闷，1天前出现发热，体温最高39.4 ℃，伴寒战、咳嗽、白痰，为进一步治疗收入院。

既往史：3年前于我院确诊为膀胱癌，行手术治疗。3年余前因上消化道出血输红细胞4 U。诉磺胺类药物及止痛药（具体不详）过敏。

个人史：偶尔吸烟，偶尔少量饮酒，已戒。

【体格检查】

T 36.2 ℃，P 80 次 / 分，R 20 次 / 分，BP 116/48 mmHg。神志清楚，精神差，贫血面容，肝掌阳性，蜘蛛痣阴性，双侧巩膜无黄染，左眼结膜充血、水肿，分泌物增加，睑结膜苍白，颈软无抵抗，双肺呼吸音稍粗，未闻及干湿啰音。心率 80 次 / 分，律齐。腹部饱满，腹部无压痛、反跳痛，肝、脾、胆囊未触及，左肾区叩击痛，移动性浊音阳性，双下肢轻度水肿。

【辅助检查】

血常规：WBC 18.31×10^9/L，NE% 94.84%，NE 17.34×10^9/L，HGB 52.20 g/L，PLT 107×10^9/L。肝功能：TBIL 19.1 μmol/L，ALB 26.3 g/L，CHE 1283 U/L。电解质 + 肾功能 + 血糖：Na^+ 125.0 mmol/L，Cl^- 93.2 mmol/L，UREA 17.01 mmol/L，CREA 148.1 μmol/L，GLU 7.51 mmol/L，eGFR 38.61 mL/（min · 1.73 m^2）。BNP：68.50 pg/mL。CRP：185 mg/L。PCT 59.04 ng/mL。PTA 50%。NH_3 40 μmol/L。血培养回报肺炎克雷伯菌肺炎亚种。眼分泌物培养肺炎克雷伯菌肺炎亚种。痰培养白色假丝酵母菌。

胸部 CT 平扫：①右肺炎性肉芽肿性结节灶，建议复查；②右肺中叶及左肺舌段炎症、钙化灶；③两肺下叶间质改变，左肺下叶索条灶。腹部 CT 平扫：左肾体积增大伴软组织肿块影；肝硬化、脾大；肝多发囊肿。泌尿系统 CT 平扫 + 增强：左肾上极、下极蜂窝状强化，考虑为感染性病变可能；膀胱前壁局部增厚伴强化，请结合临床病史与旧片比较。眼眶 CT：左侧眼球突出，左侧眼环欠完整，左侧眶周及眼环周围软组织肿胀、密度增高，左侧眶内脂肪间隙密度增高，感染性病变？

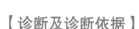

【诊断及诊断依据】

诊断：慢性肝衰竭，肝硬化失代偿期，脓毒血症，肺部感染（细菌＋真菌），肾脓肿，眼眶蜂窝织炎，眼内炎，急性肾损伤，肝性脑病2期，重度贫血，低白蛋白血症，电解质紊乱，脾功能亢进，食管胃底静脉曲张，腹水。

诊断依据：①慢性肝衰竭、肝硬化失代偿期、肝性脑病2期、重度贫血、低白蛋白血症、电解质紊乱、脾功能亢进、食管胃底静脉曲张、腹水：患者老年男性，慢性肝炎病史6年，诊断失代偿肝硬化3年，反复因食管胃底静脉曲张破裂出血住院治疗。查体可见肝病面容，腹部叩诊移动性浊音阳性，双下肢水肿，实验室检查提示血红蛋白、血小板下降，肝功能白蛋白水平降低，PTA下降，低钠血症，腹部CT提示肝硬化、腹水。患者治疗过程中出现意识改变，考虑肝性脑病，抗感染治疗后意识恢复，综上诊断明确。②脓毒血症、肺部感染（细菌＋真菌）、肾脓肿、眼眶蜂窝织炎、眼内炎、急性肾损伤：患者发热、咳嗽、咳痰入院，胸部CT提示炎症，血培养、眼分泌物培养均提示肺炎克雷伯菌肺炎亚种，痰培养白色假丝酵母菌，泌尿系统CT和眼眶CT提示肾脓肿、眼眶蜂窝织炎、眼内炎，血肌酐明显升高，抗感染治疗后病情改善。诊断成立。

【治疗及随访】

患者高龄，危重症评分29分，下病危，一级护理，给予头孢哌酮钠舒巴坦钠抗感染及对症支持治疗。患者入院第2天诉视物极差，仅有光感。眼科床旁会诊考虑眼内炎，但患者一般情况差，卧床，无法行眼科专业进一步检查及治疗，建议继续全身抗感染，加左氧氟沙星滴眼液、氧氟沙星眼膏治疗，但视力预后差。入院第3天患者体温最高37℃，真菌D-葡聚糖检测107 pg/mL，痰涂片见真菌。入院第 5 天，患者体温再次上升至 39 ℃，伴寒战，胡言乱语。查体：左眼红肿，查体不能配合。考虑严重感染诱发肝性脑病，加用门冬氨酸鸟氨酸治疗。同时血培养回报肺炎克雷伯菌肺炎亚种，血培养该菌对头孢哌酮钠舒巴坦钠敏感，继续头孢哌酮钠舒巴坦钠抗感染治疗。完善眼眶 CT 检查，眼科会诊目前考虑感染性病变（眼眶蜂窝织炎及眼内炎），给予左氧氟沙星滴眼液、眼膏治疗，妥布霉素地塞米松滴眼液，继续全身抗感染治疗。眼分泌物培养提示肺炎克雷伯菌肺炎亚种。全身多系统感染考虑肺炎克雷伯菌所致脓毒血症。入院第 9 天，患者痰培养白色假丝酵母菌，考虑肺部继发真菌感染，加用氟康唑 0.2 g/d 静脉滴注抗真菌治疗。入院第 11 天，患者体温高峰明显下降，最高 37.5 ℃，复查感染指标较前好转，间断予以输注 AB 型 Rh 阳性红细胞悬液纠正贫血。患者体温逐渐恢复正常，复查真菌 D- 葡聚糖检测＜ 10 pg/mL，痰涂片及痰培养均阴性，氟康唑治疗 2 周停药。患者左眼红肿较前消退，但仍可见黄色分泌物。患者入院第 4 周，复查泌尿系统 CT：左肾上极、下极蜂窝状强化，考虑为感染性病变，较上次病变范围略缩小。患者住院 5 周，复查 PCT ＜ 0.05 ng/mL。真菌 D- 葡聚糖检测＜ 10 pg/mL，好转出院，建议当地医院继续抗感染治疗，眼科专科就诊。

病例分析

　　患者慢性肝炎病史 6 年，病因不明，诊断肝硬化失代偿期 3 年，反复因食管胃底静脉曲张破裂出血于我院住院治疗。本次因高热伴咳嗽、咳痰入院，入院后急查血常规白细胞显著升高，以中性粒细胞升高为主，降钙素原显著升高，符合细菌感染的表现，考虑肺部感染，泌尿系统 CT 检查时提示左肾脓肿可能，同时患者存在左眼眶红肿，在给予头孢哌酮钠舒巴坦钠全身系统抗感染治疗的同时，给予眼科局部治疗。血培养和眼分泌物培养结果回报均为肺炎克雷伯菌肺炎亚种，肺炎克雷伯菌是一种临床常见的机会致病菌，可引起呼吸系统、泌尿系统、血液系统和软组织感染。根据其毒力特征，分为经典肺炎克雷伯菌和高毒力肺炎克雷伯菌。高毒力肺炎克雷伯菌感染表现为社区获得性肝脓肿，伴有菌血症和多个转移性受累部位，包括眼内炎、脑膜炎、脑脓肿、硬膜外脓肿、坏死性筋膜炎和脾脓肿。所以患者的全身多系统器官感染考虑高毒力肺炎克雷伯菌感染所导致。目前无法判断全身多系统感染是由肺部感染经血液播散引起肾脏感染、眼眶蜂窝织炎、眼内炎，还是肺炎克雷伯菌感染人体后同时侵袭肺部、肾脏和眼部等多个器官。内源性眼内炎病情进展迅速，预后差，大部分患者预后仅恢复至光感，严重者可失明。本患者入院时仅存光感，且因全身一般情况差，无法进一步眼科检查及治疗。

肺炎克雷伯菌导致的多系统感染可引起全身感染性消耗，加重贫血、低蛋白血症等，需及时补充白蛋白、血浆、红细胞等，并给予营养支持治疗，同时注意纠正电解质酸碱平衡紊乱。经过抗感染治疗，患者病情好转但又出现肝性脑病，结合血真菌 D- 葡聚糖检测升高，痰涂片见真菌，痰培养提示白色假丝酵母菌，考虑肺部继发真菌感染，加用氟康唑 0.2 g/d 静脉滴注抗真菌治疗。患者高龄，肝硬化基础疾病，免疫力弱，本身属于真菌感染的高危人群，入院后长期使用抗生素治疗，应警惕继发真菌感染。加用氟康唑后，病情进一步改善。本例患者住院治疗 5 周，发热好转，降钙素原恢复正常，肾脏脓肿好转，患者出院至当地医院继续抗感染治疗。

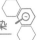

📋 高学松教授病例点评

　　患者老年男性，慢性肝衰竭基础上出现全身多系统器官感染，血培养提示肺炎克雷伯菌，但临床目前未开展肺炎克雷伯菌毒力检测，根据其多个转移性受累部位，推测该患者感染的是高毒力肺炎克雷伯菌。目前高毒力肺炎克雷伯菌治疗无明确的指南，按照早期、足量、足疗程静脉使用抗生素，一般经验性选择肺炎克雷伯菌敏感的抗生素，如喹诺酮类、第三代或第四代头孢菌素类、碳青霉烯类抗生素，而后根据治疗效果及药敏试验调整，疗程为 4～6 周，特殊情况需要根据治疗的反应延长疗程。眼内炎是最初报告的高毒力肺炎克雷伯菌感染的并发症之一，见于约 5% 的菌血症患者。除积极全身抗感染治疗、局部给予抗生素眼药水滴眼外，一般情况允许者可尽早行玻璃体切割术或者前房或玻璃体抗生素等治疗。综上所述，该病例根据血培养结果早期明确了病原菌，给予及时、足量的抗菌药物及对症支持治疗，感染获得有效控制，对患者预后有重要意义。

【参考文献】

1. CHOBY J E, HOWARD-ANDERSON J，WEISS D S. Hypervirulent Klebsiella pneumoniae - clinical and molecular perspectives[J]. J Intern Med，2020，287（3）：283-300.

2. RUSSO T A, MARR C M. Hypervirulent Klebsiella pneumoniae[J]. Clin Microbiol Rev，2019，32（3）：e00001-19.

（高学松）

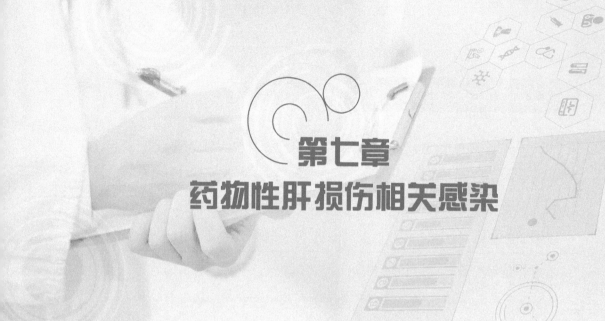

第七章
药物性肝损伤相关感染

病例 24　药物性肝损伤激素治疗继发肺结核

病历摘要

【基本信息】

患者，女，13岁2个月，主因"乏力、纳差伴尿黄、眼黄1个月"门诊以"肝功能异常、原因待查"收入院。

现病史：入院前1月余，患者出现腹泻，为灰白色稀糊样便，共2～3次，后腹泻自行缓解，大便转黄，未在意。入院前20天，患者无明显诱因再次出现乏力、纳差伴皮肤、巩膜黄染，当地医院查肝功能：ALT 1241.9 U/L，AST 979.1 U/L，TBIL 198.6 μmol/L，DBIL 186 μmol/L，GGT 528 U/L，ALP 128 U/L，ALB 43.2 g/L。PTA 42.2%。血常规正常，乙肝表面抗原阴性。给予保肝降酶治疗症状无好转，遂转至当地市传染病医院就诊，检查病原学阴性。复查肝功能：ALT 438 U/L，AST 557 U/L，TBIL 354.1 μmol/L，DBIL 268.8 μmol/L，GGT 74 U/L，ALP 292 U/L，ALB 45.3 g/L。AFP 32.15 ng/mL。PTA 54%。腹部超声提示胆囊炎性改变。给予保肝降酶等治疗，后因肝功能无明显改善，为进一步诊治来我院。门诊以"肝功能异常"收入我科。

既往史：幼年时曾患水痘。入院前 3 个月，因胃部不适，口服护胃药物（抑酸药物＋中成药）治疗，胃部不适缓解后停药。否认慢性疾病病史，否认传染病病史，否认食物过敏史，否认手术及外伤史。无输血及血制品应用史。无疫区居住史。

个人史：生于德州市宁津县，学生，独生女，生长发育正常。

家族史：父母身体健康，近亲无肝病及遗传病病史。

【体格检查】

T 36.7 ℃，P 103 次 / 分，R 20 次 / 分，BP 118/61 mmHg。神志清晰，发育良好。皮肤、巩膜重度黄染，肝掌阳性，蜘蛛痣阴性。双侧巩膜重度黄染，双肺呼吸音清，未闻及干湿啰音及胸膜摩擦音。心律齐，各瓣膜听诊区未闻及病理性杂音。腹部平软，无压痛，肝肋下 1 横指，脾、胆囊未触及，Murphy 征阴性，麦氏点无压痛，双侧输尿管无压痛，肝区叩痛阳性。移动性浊音阴性。肠鸣音正常，3 次 / 分。双下肢无凹陷性水肿。

【辅助检查】

血常规：WBC 2.55×10^9/L，NE% 56.9%，HGB 118.0 g/L，PLT

126.0×10^9/L。

血降钙素原：正常。

肝功能：ALT 226.8 U/L，AST 264.0 U/L，TBIL 451.0 μmol/L，DBIL 341.0 μmol/L，ALB 41.7 g/L，GGT 57.7 U/L，ALP 215.4 U/L，CHE 4776 U/L。凝血功能 PTA 32.0%。肾功能、血脂无异常。

乙肝五项：HBsAg > 1000，余（－），抗 HBc-IgM（－）。丙肝抗体（－）。甲、丁、戊肝系列（－）。梅毒螺旋体抗体（－）。HIV 抗体（－）。结核抗体（－）。γ - 干扰素释放试验 A+B 正常。ESR 4 mm/h。

甲、丁、戊肝系列：ANTI-HAV-IgM（－），HDV-Ag（－），ANTI-HDV-IgG（－），ANTI-HDV-IgM（－），ANTI-HEV-IgM（－）。

EB 病毒抗体检测 IgM（进口）阴性。巨细胞病毒抗体 IgM、柯萨奇病毒抗体 IgM、抗单纯疱疹病毒 I -IgM、抗单纯疱疹病毒 II -IgM 均阴性。异型淋巴细胞百分比 2%，巨细胞病毒抗体检测 IgM 阴性。

肿瘤标志物：AFP 160.3 ng/mL。CEA、CA199、CA125 均正常。

自身免疫肝病系列：全阴性。ENA 谱：全阴性。

特种蛋白：IgG 6.81 g/L、IgA 0.76 g/L、IgM 0.70 g/L、C3 0.51 g/L、C4 0.16 g/L、CER 0.20 g/L、RF < 20 IU/mL、ASO < 25 IU/mL。

甲状腺激素：T3 0.50 ng/mL、T4 15.17 μg/dL、TSH 0.18 μIU/mL、FT3 1.32 pg/mL、FT4 1.27 pg/mL。

促甲状腺激素受体抗体 、甲状腺抗体组合：阴性。

心电图：窦性心律，正常 ECG。

胸部 CT：心肺未见明显异常。

腹部超声：肝实质回声偏粗，腹水（14 mm），胆囊未充盈、壁水肿。

门静脉血流：门静脉血流检查未见明显异常。

超声心动图：静息状态下心脏结构及血流未见明显异常。

甲状腺超声：甲状腺左叶低无回声结节复查。

腹部增强 CT：肝内淋巴淤滞可能性大。左肾局部缺血性改变？请结合临床病史。

【诊断及诊断依据】

诊断：亚急性肝衰竭；药物性肝损伤 [混合型、急性、RUCAM 9 分（极可能）、严重程度 4 级]；白细胞减少。

诊断依据：13 岁儿童，无慢性肝病病史，否认家族遗传代谢性疾病史。3 个月前服用多种药物后出现消化道症状，后逐渐表现乏力、纳差、尿黄。查体：肝掌阳性，重度黄染。起病初期，肝功能异常符合急性肝损伤表现，病程 1 个月后症状逐渐加重，胆红素＞ 10 mg/dL，PTA ＜ 40%。腹部超声可及少量腹水。病原学检查甲、乙、丙、丁、戊型肝炎标志物及其他嗜肝病毒标志物多次检查呈阴性，故亚急性肝衰竭、药物性肝损伤可能大。此外，患者为 13 岁儿童，肝功能异常，实验室检查血清铜蓝蛋白轻度下降，警惕肝豆状核变性。需完善眼底、铜代谢指标进一步鉴别。入院后多次检查白细胞水平低于正常，血红蛋白正常，血小板在正常最低限水平，诊断成立。

【治疗及随访】

第一阶段：肝衰竭、发热、激素治疗有效。

入院后患者症状逐渐加重，黄疸继续上升，凝血酶原活动度最低降至 20%。考虑不除外药物性肝损伤、肝衰竭。进行 2 次血浆置换治疗。转氨酶较前恢复，黄疸下降不明显。入院后 2 周无明显诱因出现发热，体温最高达 38.8 ℃，全身散在红色皮疹，无咳嗽、咳痰，无腹痛、腹泻等不适，后体温最高升至 40.0 ℃。完善检查，复查感染指标及胸部 CT，均无感染证据，考虑免疫损伤特征明显，予以甲强龙 40 mg 静脉滴注 3 天，同时抑酸、补钙治疗。4 天后发热完全缓解，激素治疗方案调整为甲泼尼龙片 36 mg qd 晨起顿服。皮疹渐消退。血白细胞恢复正常，凝血功能升至 40% 以上，黄疸值也呈逐渐下降趋势。期间完善眼科查 K-F 环阴性。尿铜 76.3 μg/24 h（正常值 15 ～ 30 μg/24 h）、血铜 0.79 mg/L（正常值 0.7 ～ 1.4 mg/L）。肝豆状核变性基因检测：*ATP7B* 基因阴性。基本排除肝豆状核变性诊断。

第二阶段：再次发热。

入院后 20 天（甲泼尼龙片仍以 36 mg qd 口服治疗）患者无明显诱因再次出现发热，体温最高达 39.0 ℃，前胸及双上肢散在红色皮疹，无明显伴随症状。查体：无淋巴结肿大，双肺、腹部无阳性体征。复查腹部超声，腹水无明显增加。肺部 CT：心肺无明显异常。综上无感染表现。继续甲泼尼龙口服及保肝治疗，激素隔周减量。患者持续低热，体温波动于 37.0 ～ 37.5 ℃；复查胸部 CT：两肺血行播散性肺结核可能性大。考虑肺部继发结核感染。同时期间完善腰椎穿刺脑脊液检查：测压 200 mmH$_2$O。涂片、抗酸染色、墨汁染色未得到异常结果。CSF 常规：外观无色透明，总细胞数 200/μL，白细胞 2/μL，糖阳性，潘氏试验阴性。CSF 生化：蛋白 44.80 mg/dL，GLU 4.18 mmol/L，Cl 124.70 mmol/L。开始抗结核治疗，方案选择：盐酸莫西沙星片 0.4 g qd po + 盐酸乙胺丁醇片 0.5 g qd po + 硫酸阿米卡星注射液 0.4 g qd ivgtt + 甲泼尼龙片 20 mg qd po + 埃索美拉唑镁肠溶片 20 mg qd po + 碳酸钙 D$_3$ 片 0.6 g qd 口服治疗。

第三阶段：发热、肺部病变缓解，肝功能恢复。

抗结核治疗 1 周后，患者发热逐渐缓解，肝功能及凝血功能持续改善。继续原抗结核方案，激素逐渐减量。复查胸部 CT 显示原双肺粟粒样结节及"树芽征"基本消失；右肺上叶及下叶胸膜下结节较前缩小，考虑为炎性病变；极少量心包积液。胸部 CT 显示双肺结节未见著变，考虑肉芽肿性结节，随诊观察；右肺中叶、左肺下叶少许炎症病变基本消失。起病 3 个月后复查，患者肝功能基本恢复，肺部病变较前明显吸收，凝血功能恢复正常，激素逐渐减量，后出院门诊随访。未再出现发热、肝功能波动。

恢复期肝活检病理提示：小叶内多数中央静脉周围融合坏死，有的伴宽阔的桥接坏死，坏死带内肝细胞完全消失，仅留下窦间质细胞。坏死带内很少炎细胞浸润，坏死带周围散见多数小坏死灶，伴窦内混合性炎细胞浸润。一处见汇管区周围细胆管增生伴肝细胞再生（CK7）。此外，切片一侧见一已塌陷的多小叶坏死带，其中可见细胆管增生。病理诊断：重度小叶性肝炎（多小叶坏死及融合坏死），伴早期再生反应，符合药物性肝损伤。

病例分析

药物性肝损伤（drug-induced liver injury，DILI），是一种排他性诊断，临床表现复杂多样。该患者有明确药物暴露史，且服药时间与发病时间有高度相关性。该患者入院前后的检查，可排除各型病毒性肝炎、脂肪性肝病、酒精性肝病、其他嗜肝病毒感染及自身免疫系统疾病和遗传代谢性疾病。起病后 1 个月左右，病情进展达到肝衰竭诊断标准，恢复期病理符合药物性肝损伤、肝衰竭表现。故"亚急性肝衰竭、药物性肝损伤 { 混合型（R 值 2.8）[血清（ALT 实测值 /ALT

ULN）/（ALP 实测值 /ALP ULN）]、急性 RUCAM 9 分（极可能）、严重程度 4 级 }"诊断明确。

药物性肝损伤的首要治疗措施是及时停用导致肝损伤的可疑药物。药物治疗方面，有证据显示，N-乙酰半胱氨酸可提高早期无肝移植患者的生存率，临床越早应用效果越好，推荐成人患者应尽早使用，一般用法为 50 ～ 150 mg/（kg·d），总疗程不低于 3 天。但因在儿童非对乙酰氨基酚引起的急性肝衰竭随机对照治疗研究中结果不一致，故不建议其用于儿童非对乙酰氨基酚所致药物性急性肝衰竭的治疗。该儿童患者入院前已停用可疑肝损伤药物，因此，入院后制定了抢救肝衰竭综合治疗方案，即内科药物护肝、血浆置换减轻免疫损伤、补充凝血因子、防治并发症。

患者肝损伤伴高热、皮疹、异常淋巴细胞上升，上述症状发生与服用可疑肝损伤药物存在时间相关性，完善检查后排除其他肝脏疾病，故药物性肝损伤诊断明确，且免疫损伤特征明显。给予糖皮质激素治疗，上述症状明显缓解，各项指标改善。然而 2 周后再次出现发热，胸部 CT 可见粟粒样结核典型表现，抗结核治疗后病灶逐渐减少至吸收。上述检查及抗结核治疗后反应，支持激素治疗后肺部继发结核感染诊断。

中华医学会肝病学分会药物性肝病学组发布的《药物性肝损伤防治指南》中明确指出，糖皮质激素应用于药物性肝损害的治疗应十分警惕，需严格掌握适应证，充分权衡治疗获益和可能的风险。该患者激素治疗指征充分，但治疗过程中仍继发结核感染。在肝衰竭同时，必须进行抗结核治疗，抗结核药物选择及对其诱发药物性肝损伤的监测，是整个治疗过程中的巨大挑战。该患者整体预后良好，最终结核病灶吸收，激素逐渐减量后肝功能恢复。

📋 张婷教授病例点评

DILI 是临床上越来越多见、也越来越得到高度重视的一大类非感染性肝脏疾病。由于缺乏药物特异性生物标志物，DILI 的诊断主要依靠临床判断和排查，并尽可能除外其他的肝损伤相关病因。因此，其诊断困难，尤其对于临床表现复杂病例。上述病例临床表现复杂、进展迅速，病情危重，诊治过程曲折，符合所有疑难、危重药物性肝损伤病例特点。

入院后经层层深入的检查，对可能病因进行了十分细致的鉴别。尤其对肝豆状核变性诊断，完善了铜代谢指标及基因检测。对其他嗜肝病毒感染、自身免疫性肝病、其他遗传代谢疾病检查也是多次复核，鉴别诊断扎实。恢复期的肝活检病理检查，进一步排除其他病因，使得药物性肝损伤诊断证据十分可靠。

治疗中，因持续高热、皮疹、异常淋巴细胞升高及肝衰竭，必须选择糖皮质激素方案。机体对激素的应答，也证实了该方案的合理性。但同时，激素的不良反应同样没能避免。患者在激素治疗2 周左右再次出现高热，且肺部出现典型粟粒型结核表现。这向我们充分展示了激素治疗的双刃剑效应。

在肝损伤基础上必须采取抗结核治疗是本病例第一个难点。在抗结核方案选择上，为避免加重肝损伤，没有选择一线药物，而是选择了相对安全的组合：盐酸莫西沙星片 + 盐酸乙胺丁醇片 + 硫酸阿米卡星注射液。其次，激素如何减量，是第二个难点，减量过快会带来黄疸的反弹，减量迟缓会进一步加重免疫抑制，将面对更棘手的二重感染。这样的平衡，只能在一次次"小步快走"的尝试中摸索。这需要医生极大的耐心和细心。

在诊治复杂、危重的药物性肝损伤方面，该病例为我们提供了宝贵的实战经验。

【参考文献】

1. YU Y C，MAO Y M，CHEN C W，et al. CSH guidelines for the diagnosis and treatment of drug-induced liver injury [J].Hepatol Int，2017，11（3）：221-241.

2. BJÖRNSSON E S，BERGMANN O M，BJÖRNSSON H K，et al. Incidence，presentation，and outcomes in patients with drug - induced liver injury in the general population of Iceland[J]. Gastroenterology，2013，144（7）：1419 - 1425.

3. DANAN G，TESCHKE R. RUCAM in drug and herb induced liver injury：the update[J]. Int J Mol Sci，2015，17（1）：14.

4. 于乐成，陈成伟 . 药物性肝损伤 [J]. 肝脏，2008，13（3）：238-243.

（程澄）

病例 25 甲胎蛋白异常升高的药物性肝损伤

病历摘要

【基本信息】

患者，女，32 岁，主因"眼黄、尿黄 20 余天"门诊以"肝功能异常"收入院。

现病史：患者 20 余天前无诱因出现眼黄、尿黄，伴乏力、纳差、腹胀等，无发热、恶心、呕吐、皮肤瘙痒、腹痛等不适。1 周前就诊于当地综合医院，实验室检查：血常规显示 WBC 2.89×10^9/L、NE 34%、HGB 100 g/L、PLT 336×10^9/L，肝功能显示 ALT 752 U/L、AST 924 U/L、TBIL 190 μmol/L、DBIL 126 μmol/L、ALB 37.4 g/L、GLB 32.7 g/L、GGT 314 U/L、ALP 672 U/L，自身抗体显示 ANA 1 ∶ 100，乙肝表面抗原、丙肝抗体均阴性，AFP 4.62 ng/mL，凝血功能显示 PT 11.5 s，腹部 CT 提示脂肪肝、肝区低密度影及胆囊显示欠清楚。当地医院诊断"肝功能异常、药物性肝炎不除外"，予保肝对症治疗，并建议专科医院诊治，患者遂来我院就诊。

既往史：患者近 5 ～ 6 年间断服用中药（成分不详）养生，有"脂肪肝、反流性食管炎"病史。否认高血压、冠心病、糖尿病病史，否认其他传染病病史，否认食物、药物过敏史，否认手术、外伤史。

流行病学史、个人史、婚育史、家族史：均无特殊。

【体格检查】

T 36.3 ℃，P 87 次 / 分，R 18 次 / 分，BP 122/70 mmHg，BMI 25.7 kg/m²。神志清楚，皮肤黏膜、双侧巩膜重度黄染，双肺呼吸音清，未闻及干湿啰音及胸膜摩擦音。心界不大，窦性心律，律齐，各瓣膜听诊区未闻及病理性杂音。腹部平软，全腹无压痛、反跳痛，移动性浊音阴性，双下肢无凹陷性水肿。病理征阴性，扑翼样震颤未引出。

【辅助检查】

血常规：WBC 3.26×10^9/L、NE% 36.8%、HGB 118 g/L、PLT 352×10^9/L；尿常规：胆红素（3+）；粪便常规：OB（−）。肝功能：ALT 314.4 U/L、AST 593.6 U/L、GGT 199.0 U/L、ALP 271.4 U/L、TBIL 286.1 μmol/L、DBIL 232.6 μmol/L、ALB 31.7 g/L、CHE 4115 U/L。肾功能＋电解质：K^+ 3.37 mmol/L、Na^+ 140.2 mmol/L、Cl^- 104.8 mmol/L、Scr 51 μmol/L、GLU 3.68 mmol/L。凝血功能：PT 16.3 s、APTT 38.9 s、PTA 58%、FIB 155 mg/dL、D- 二聚体 0.48 mg/L。嗜肝病毒：HAV-IgM、HDV-IgM、HEV-IgM（−）；乙肝五项：HBsAg（−）、HBsAb（+）、抗 HCV（−）。非嗜肝病毒：CMV-IgM、EBV-IgM 均（−）。肿瘤标志物：AFP 12.82 ng/mL、CEA 1.5 ng/mL。免疫相关：IgG 16.6 g/L、IgM 2.1 g/L、IgA 1.61 g/L，ANA 核仁型 1∶100、胞浆颗粒型 1∶100，AMA、SMA、dsDNA、SSA、SSB、SP100 和 ANCA 均（−），Coombs（−）。铜蓝蛋白 0.32 mg/L。腹部彩超：肝实质回声偏粗，胆囊壁厚、双边。腹部血管彩超：门静脉、肝静脉、肝动脉、下腔静脉血流未见明显异常。肝脏弹性测定：CAP 178 dB/m、E 25.7 kPa。腹部增强 MRI（入院第 7 天，见图 25-1）：T_2WI 肝实质信号增高，考虑为炎性改变，请结合临床；肝内门静脉周围淋巴淤滞；肝门区

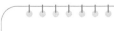

肿大淋巴结；胆囊壁增厚水肿。超声心动图：主动脉瓣反流（轻度）、三尖瓣反流（轻度）。心电图：正常心电图。

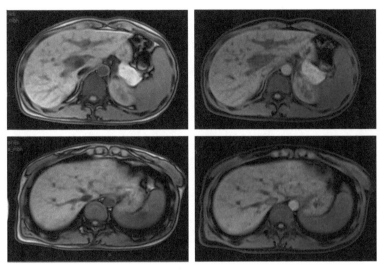

图 25-1　腹部增强 MRI 结果

【诊断及诊断依据】

诊断：肝功能异常原因待查；药物性肝损伤 [混合型、急性、RUCAM 评分 6 分（很可能）、严重程度 4 级]；自身免疫性肝炎不除外；非酒精性脂肪性肝病；反流性食管炎。

诊断依据：①肝功能异常原因待查、药物性肝损伤 [混合型、急性、RUCAM 评分 6 分（很可能）、严重程度 4 级]、自身免疫性肝炎不除外：患者病程小于 6 个月，否认慢性病毒性肝炎病史，无长期大量饮酒史，此次起病前有可疑肝损伤药物服用史，查体慢肝征阴性、腹部无明显体征，肝功能异常特点为转氨酶、胆红素重度升高，胆管酶轻 – 中度升高，病原学阴性，故首先考虑药物性肝损伤可能性大；患者青年女性，我院查自身抗体 ANA 弱阳性、免疫球蛋白 IgG 升高，简化 AIH 评分 4 分，仍需考虑自身免疫性肝炎可能。②非酒精性脂肪性肝病：患者腹部超声提示"脂肪肝"，BMI 为超重，无饮酒史，考虑非酒精性脂肪性肝病诊断成立。③反流性食管炎：根据既往病史，延续诊断。

【治疗及随访】

患者入院前已停用了可疑药物，入院后给予二级护理，嘱其卧床注意休息，并给予抗炎保肝、退黄、营养支持、间断输注同型血浆改善凝血功能和人血白蛋白促进胆红素转运等综合治疗。经治疗，患者黄疸仍进行性加重、TBIL 最高升至 477.6 mmol/L，凝血功能进行性下降、PTA 最低降至 33%，AFP 最高升至 10 472.07 ng/mL。为除外 AFP 升高相关肿瘤风险，遂完善了血尿 hCG、子宫附件超声，均未见阳性提示，考虑基本除外妊娠和生殖腺肿瘤。综合分析，考虑患者肝细胞损伤明显、亚急性肝衰竭诊断成立，且需警惕原发性肝癌（hepatocellular carcinoma，HCC）可能性。

考虑该患者为具有免疫介导现象的药物性肝损伤，符合糖皮质激素用药指征。在除外用药绝对禁忌后，开始给予甲强龙 30 mg/d ivgtt×6 天，之后续贯口服甲泼尼龙片 28 mg qd×5 天—20 mg qd×5 天—16 mg qd×5 天—12 mg qd×16 天 qd 逐步减量治疗；并同时给予抑酸护胃、防治骨质疏松处置。持续监测各项实验室检查指标显示，患者肝功能逐步好转、胆红素逐步下降，凝血功能逐步改善；甲胎蛋白异质体（AFP-L3）始终为阴性，但异常凝血酶原（PIVKA-Ⅱ）最高达到了 1207.3 mAU/m（正常值为 11.12～32.01 mAU/m）。

为进一步除外 HCC 可能性，患者进行了腹部普美显 MRI（入院第 30 天，见图 25-2）检查，结果提示：肝大片状异常信号及异常强化，较前新发，考虑炎性病变，治疗后复查；肝内门静脉周围淋巴淤滞；肝门区肿大淋巴结；胆囊壁增厚水肿。

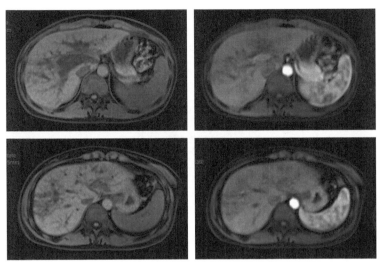

图 25-2　腹部增强 MRI 结果（入院第 30 天）

为进一步明确病因，患者进行了超声引导下肝穿刺活检，病理诊断回报（入院第 50 天，见图 25-3）：小叶内肝板排列尚整，肝细胞胞质疏松化，嗜酸性变，肝小叶内散在少量点灶状坏死，中央静脉内壁欠光滑，周围局灶肝细胞脱失，肝窦轻度扩张，窦细胞反应活跃，窦内少量淋巴细胞及中性粒细胞浸润；汇管区轻度扩大，较多淋巴细胞及中性粒细胞浸润，轻度界面炎，间质纤维组织增生；部分汇管区胆管上皮轻度损伤变性，周围细胆管轻度反应性增生。符合药物性肝损伤。备注：另见小块游离的纤维结缔组织，其内可见异型上皮细胞浸润生长，并见极少许异型肝细胞团，结合免疫组化 CD34（＋）、Hep-1（＋）、Ki-67（＋）、GPC-3（弱＋）、GS（＋）和 HSP70（＋），不除外肿瘤性病变，建议临床密切随诊。

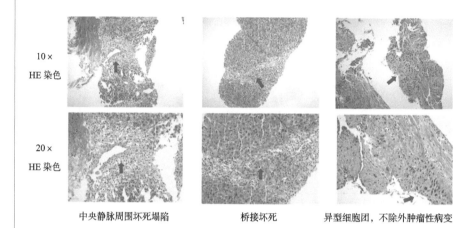

图 25-3　第一次超声引导下肝脏穿刺活检病理结果

　　患者病情持续好转，因临近春节，于住院第 60 天，TBIL 降至 76 μmol/L，肝功能转氨酶、胆管酶轻度升高时出院，嘱其院外继续口服甲泼尼龙 8 mg qd×60 天，之后 4 mg qd 维持，择期复查腹部增强 MRI 检查和肝癌血清标志物。

　　出院后 30 天，患者于当地医院复查腹部增强 MRI，结果提示：肝内多发斑片状异常信号影，考虑融合性纤维化；胆囊胆汁淤积。胆囊管、左肝管、胆总管胰腺段局部信号减弱，请结合临床；腹主动脉周围多发淋巴结影。

　　怀着疑问，患者于出院后 74 天再次入我院评估病情，实验室检查肝功能、凝血功能基本正常，AFP 降至正常，复查腹部普美显 MRI（图 25-4）回报：可见肝内大片状异常信号及异常强化，考虑炎性病变伴纤维化，建议继续治疗后复查；肝内门静脉周围淋巴淤滞；肝门区小淋巴结，随诊观察；胆囊内胆固醇结晶异常沉积；影像学提示"闪现"的肝占位。

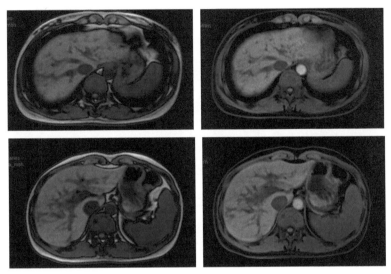

图 25-4　腹部增强 MRI 结果（出院后 74 天复查）

为进一步明确影像学提示纤维化加重的程度和原因，我们动员患者进行了第二次肝穿刺病理复查。结果回报（图 25-5）：与上次肝穿刺相比，小叶内融合性坏死及桥接坏死数量稍减少，但坏死仍较明显；未见异型细胞。

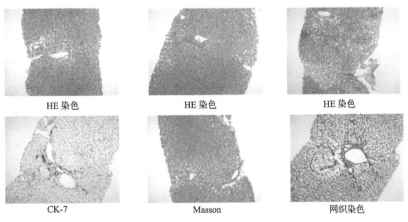

图 25-5　第二次超声引导下肝脏穿刺活检病理结果（10×）

种种迹象表明，患者血常规检查结果与肝脏病理不匹配。为寻找真相，我们反复、多次追问病史。最终获知，患者在本次住院前 2 个月、亦即第一次出院后 40 天左右，因"胸闷、气短、发热"在当地医院诊断为"社区获得性肺炎"，期间因低氧血症（PaO_2 77 mmHg）持续 2 ～ 3 天，接受了莫西沙星联合哌拉西林他唑巴坦抗感染 9 天。因此，我们考虑组织学缓解不理想与感染引起的缺血缺氧打击及多种抗生素使用相关。

之后，继续给予患者甲泼尼龙 4 mg qd 治疗。第二次出院后近 2 个月，患者于当地医院复查相关实验室检查：ALT 26.2 U/L、AST 42.7 U/L、GGT 40.3 U/L、ALP 54.4 U/L、TBIL 13.0 μmol/L、DBIL 4.1 μmol/L、ALB 44.4 g/L，PTA 88%，AFP 2.58 ng/mL，提示生化指标较前显著、持续缓解。遗憾的是，因疫情原因该患者未能再来我院做进一步随诊。

病例分析

肝功能异常的病因包括嗜肝病毒感染、非嗜肝病毒感染、自身免疫性肝病、肝毒性物质（酒精、毒蕈等）、药物、代谢异常、胆道疾病、细菌及寄生虫感染、循环衰竭等。其中，DILI 是指由各类处方或非处方的化学药物、生物制剂、传统中药、天然药、保健品、膳食补充剂及其代谢产物乃至辅料等所诱发的肝损伤。自身免疫性肝炎（autoimmune hepatitis，AIH）是一种由针对肝细胞的自身免疫反应介导的肝脏实质炎症，以血清自身抗体阳性、高免疫球蛋白 G（IgG）和（或）γ 球蛋白血症、肝组织学存在界面性肝炎为特点。在相当一部分患者中，DILI 和 AIH 可能会表现为 3 种复杂关系：①在 AIH 基础上出现 DILI，即 DILI-on-AIH；②药物诱导的 AIH（DI-AIH），其本质为 AIH，对激素应答良好但需要长期免疫抑制治

笔记

疗；③最多见的 AL-DILI，虽然具有自身抗体阳性、IgG 水平升高等 AIH 的特点，但其本质是 DILI，无须长期免疫抑制治疗。

诊断上，由于 AIH 和 DILI 均有异常免疫应答的参与，在临床上都可表现为肝功能异常，相当一部分患者可能都会存在自身抗体阳性，因此两者鉴别需要对既往史、用药史、临床表现、实验室检查、病理特征等资料进行综合分析，其中肝穿刺病理检查尤为关键。大量研究证实，病理学检查可以对大部分的 AIH 和 DILI 做出鉴别。通常情况下，AIH 可急性或慢性发病，慢性发病表现为界面炎、浆细胞浸润、肝细胞玫瑰花结、淋巴细胞穿入等病理特征；约 25% 的 AIH 为急性发病，表现为 3 区的小叶炎症甚至融合性坏死伴或不伴有界面炎；以慢性肝炎表现的 AIH 急性发作或恶化甚至肝衰竭时，3 区坏死相对较少，可有多核巨细胞、多灶融合坏死，甚至亚大块或大块坏死。DILI 的病理表现则更为多样，急性肝炎型 DILI 以小叶内肝细胞损伤、炎症、坏死为主，肝实质损伤重于汇管区损伤，多伴有肝细胞凋亡、灶性分布淋巴细胞和吞噬细胞浸润，正常肝窦结构排列紊乱；慢性 DILI 多有其特定的病理类型，包括 AIH 样 DILI、肉芽肿性肝炎、肝窦阻塞综合征、肝紫癜、药物性脂肪肝（炎）、结节性再生性增生、门静脉硬化症、肝细胞沉积物、肿瘤性损伤、单纯性淤胆和胆管缺失综合征等。

治疗上，所有活动性 AIH 患者均应接受免疫抑制治疗，从肝组织学角度判断，存在中度以上界面性肝炎是治疗的重要指征；桥接性坏死、多小叶坏死或塌陷性坏死、中央静脉周围炎等特点提示急性或重症 AIH，需及时启动免疫抑制治疗。AIH 患者一般优先推荐泼尼松（龙）和硫唑嘌呤联合治疗方案，治疗前要对糖皮质激素和硫唑嘌呤的禁忌证进行评估，有条件的还要进行硫唑嘌呤相关的基

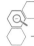

因检测，并在用药期间密切监测相关不良反应。糖皮质激素应用于DILI 的治疗应十分谨慎，需严格掌握适应证，建议可在 AL-DILI 患者中使用。本病例具有显著的免疫介导现象，因此具有糖皮质激素治疗适应证，且激素反应良好。

本例患者为中青年女性，结合病史、症状、体征及辅助检查结果，考虑诊断为 DILI、R=2.89（混合型）、急性、RUCAM 评分 6 分、严重程度 4 级。患者首次肝穿刺病理可见淋巴细胞及中性粒细胞浸润、轻度界面炎，指向 AIH 组织学表现，且简化 AIH 评分 5 分，综合考虑为自身免疫性肝炎样的 DILI（AL-DILI）。经糖皮质激素和常规综合治疗后患者病情持续缓解，但随访中出现生化指标与组织学、影像学缓解不匹配的现象。经反复追问病史、细致了解患者院外情况后，最终才明确组织学缓解不理想可能与院外肺部感染相关缺血缺氧打击及多种抗生素使用导致的肝损伤有关。

本病例的另一个诊断难点在于短期内 AFP 显著升高伴组织学异型细胞的鉴别诊断。目前针对 HCC 诊断和治疗监测主要推荐：①腹部超声联合 AFP 作为一线工具；②血清 AFP 联合 PIVKA 检测，以提高早期 HCC 的检出率；③在 HCC 极高危险人群中，还推荐使用 Gd-EOB-DTPA（钆塞酸二钠）增强 MRI（即通常所说的"普美显 MRI"），以提高对肝硬化增生结节、异型增生结节的鉴别能力；④对甲胎蛋白异质体（AFP-L3）进行检测。本病例中采用了上述指标的综合评估，虽然 AFP 和 PIVKA 显著升高，但 AFP-L3 始终呈现正常水平。结合患者病情演变及影像学提示，综合考虑为亚急性肝衰竭肝脏大块坏死后肝细胞再生所致。上述分析一方面提示肿瘤分子标志物的使用必须紧密结合临床；另一方面也反映出 AFP-L3 似乎对肝衰竭与 HCC 的鉴别诊断有着更优的应用价值。

笔记

王琦、池频频教授病例点评

本病例诊疗过程较为复杂，涉及临床、检验、影像、病理等多个学科，值得学习、讨论和总结的地方很多。我们认为，病例带给我们的启示至少有以下 4 点。

1. 认真询问病史、详细梳理病情发展转变过程、进行多角度的分析讨论，有助于复杂病例的诊断、鉴别和治疗方案的确定；其中，发病初期甚至发病前的资料往往能够发挥重要作用。

2. 有可疑用药史的肝功能损伤患者常常需要在 AIH、DILI 之间进行鉴别，除了治疗前的肝功能、IgG、自身抗体类型和滴度水平及肝穿刺病理状态评估以外，糖皮质激素联合或不联合免疫抑制剂的治疗反应及随访过程中的上述指标转归监测也是重要的鉴别依据。

3. 急性肝损伤往往伴随肝脏组织结构重建和多种肝脏细胞的死亡、再生，对影像学未提示肝脏典型占位、无明确 HCC 病因、有明显肝脏坏死表现的患者，AFP 和 PIVKA-II 的升高可能更多提示细胞再生而且恶变，但是针对该类患者仍然需要密切观察并做好后续随访。

4. AFP 联合 PIVKA 在 HBV、HCV 相关 HCC 的诊断中效能较好，但在其他病因 HCC 诊断中的特异性、敏感性还需要深入研究。

【参考文献】

1. 于乐成，茅益民，陈成伟 . 药物性肝损伤诊治指南 [J]. 实用肝脏病杂志，2017，20（2）：257-274.

2. BJÖRNSSON E S，VUCIC V，STIRNIMANN G，et al. Role of corticosteroids in drug-induced liver injury. A systematic review[J]. Front Pharmacol，2022，13：820724.

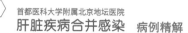
3. MIELI-VERGANI G，VERGANI D，CZAJA A J，et al. Autoimmune hepatitis[J]. Nat Rev Dis Primers，2018，4：18017.

4. WONG R J，AHMED A，GISH R G. Elevated alpha-fetoprotein：differential diagnosis -hepatocellular carcinoma and other disorders[J]. Clin Liver Dis，2015，19（2）：309-323.

5. KONDO Y，KIMURA O，SHIMOSEGAWA T. Significant biomarkers for the management of hepatocellular carcinoma[J]. Clin J Gastroenterol，2015，8（3）：109-115.

6. WANG X，ZHANG Y，YANG N，et al. Evaluation of the combined application of AFP，AFP-L3%，and DCP for hepatocellular carcinoma diagnosis：a Meta-analysis[J]. Biomed Res Int，2020，2020：5087643.

（任新华）

病例 26　抗结核药物导致的亚急性 肝衰竭

病历摘要

【基本信息】

患者，女，26 岁，主因"发热、右侧胸痛 3 月余，反复肝功能异常 2 月余"门诊以"肝功能异常"收入院。

现病史：患者入院前 3 月余、分娩后第 3 天出现发热，每日体温高峰波动于 37.8 ～ 38.5 ℃，无畏寒、寒战，出现右侧胸部隐痛，右侧卧位时明显，无盗汗、乏力，无咳嗽、咳痰等不适，于妇幼保健院查胸部 X 线提示右侧胸腔积液，进一步于专科医院就诊，查结核干扰素释放试验阳性：A 512 SFCs/10^6、B 196 SFCs/10^6，结合胸部影像学检查，考虑"继发性肺结核"，查肝功能正常，1 周后开始口服异烟肼（300 mg 每日 1 次）、乙胺丁醇（0.75 g 每日 1 次）、利福平（0.45 g 每日 1 次）抗结核治疗。服药 1 周复查肝功能正常，开始加用吡嗪酰胺抗结核治疗。服药 2 周复查肝功能 AST 99 U/L，ALP 218 U/L，停用抗结核药物，停药 5 天复查肝功能正常，再次开始口服异烟肼、利福平、乙胺丁醇，服药 9 天加用左氧氟沙星联合治疗。服药 40 天复查肝功能显示 ALT 20 U/L，AST 88 U/L，GGT 59.2 U/L，ALP 158 U/L，胆红素正常，继续抗结核治疗，监测肝功能提示转氨酶、胆红素继续升高，服药 55 天复查肝功能显示 ALT 43 U/L，AST 225 U/L，TBIL 21.5 μmol/L，DBIL 10.1 μmol/L，

171

GGT 136.1 U/L，ALP 244 U/L（图 26-1）。停用抗结核药物，但复查转氨酶、胆红素仍继续升高，为进一步诊治收入院。

| | 异烟肼+利福平+乙胺丁醇 | | | 异烟肼+利福平+乙胺丁醇 | | | |
| | | +吡嗪酰胺 | | | +左氧氟沙星 | | |
	用药7天	用药14天	用药21天	停药5天	用药9天	用药40天	用药55天	用药70天
ALT (U/L)	正常范围	—	—	正常范围	20	43	48.6
AST (U/L)	—	99	—	88	225	541.9
TBIL (μmol/L)	—	—	—	21.5	68.7
DBIL (μmol/L)	—	—	—	10.1	58.8
GGT (U/L)	—	—	—	59.2	136.1	152.7
ALP (U/L)	—	218	—	158	244	295.6

图 26-1　患者入院前肝脏生化指标及抗结核治疗方案

既往史：患者平素体健，否认高血压、冠心病、糖尿病病史，否认其他传染病病史，否认食物、药物过敏史，否认手术、外伤史。

个人史：生于河北，无烟酒史。已婚，育有一子，配偶及孩子体健。

家族史：否认家族中有类似病患者，否认家族遗传病病史。

【体格检查】

T 36.7 ℃，P 76 次 / 分，R 20 次 / 分，BP 110/70 mmHg，BMI 18.5 kg/m^2。神志清楚，皮肤、巩膜中度黄染。双肺叩诊呈清音，左肺呼吸音清，右下肺呼吸音低，未闻及明显干湿啰音。心律齐，心界不大，心率 76 次 / 分，各瓣膜听诊区未闻及病理性杂音。腹部平坦，全腹无压痛及反跳痛，移动性浊音阴性，双下肢无水肿。

【辅助检查】

血常规：WBC 4.40×10^9/L，NE% 65.24%，HGB 121.0 g/L，PLT 293.0×10^9/L；肝功能：ALT 42.9 U/L，AST 353.9 U/L，TBIL 68.3 μmol/L，DBIL 56.7 μmol/L，ALB 38.2 g/L，GGT 130.5 U/L，ALP 257.6 U/L，CHE 4331 U/L；电解质＋肾功能：K$^+$ 3.9 mmol/L，

Na^+ 141.2 mmol/L，Cl^- 103.8 mmol/L，BUN 2.11 mmol/L，CREA 39.7 μmol/L，URCA 194.0 μmol/L，GLU 4.71 mmol/L，TCO_2 25.2 mmol/L，NH_3 17.0 μmol/L；凝血功能 PTA 90.0%；PCT 0.09 ng/mL；HAV-IgM、HDV-IgM、HEV-IgM、抗 HCV、乙肝五项均阴性；EBV-IgM、CMV-IgM、风疹病毒-IgM 均阴性；自身免疫肝病 ANA（核均质型）1∶320，SMA 阴性，AMA 阴性，LKM 阴性，ACA 阴性，PCA 阴性，HMA 阴性，AMA-M2 阴性；特种蛋白 IgG、IgA、IgM、C3、C4、铜蓝蛋白、铁蛋白、RF 均正常范围；甲状腺激素系列：T4 15.84 μg/dL，FT4、FT3、T3、TSH、甲状腺球蛋白抗体、甲状腺微粒体抗体均阴性；HIV 抗体、梅毒均阴性；腹部彩超：肝实质回声偏粗、脾大（4.0 cm），肝门部淋巴结可见，胆囊息肉样病变；肝脏弹性测定：E 11.9 kPa，CAP 172 dB/m；腹部增强 CT：肝脏密度降低、强化不均，考虑肝细胞水肿？肝脏炎性改变？脾稍大；胸部 CT：右肺野及右侧胸膜病变，考虑继发性肺结核及结核性胸膜炎可能性大，局部胸膜结核瘤形成？右侧少量胸腔积液，纵隔内稍大淋巴结。

入院后监测患者肝功能情况，胆红素进行性升高，凝血 PTA 进行性下降，总胆红素最高升至 470 μmol/L，PTA 最低降至 20%，并出现Ⅱ～Ⅲ度肝性脑病。

【诊断及诊断依据】

诊断：亚急性肝衰竭；药物性肝损伤 [急性、胆汁淤积型、RUCAM 9 分（极可能）、严重程度 4 级]；右肺继发性肺结核；右侧结核性胸膜炎；右侧胸腔积液。

诊断依据：患者青年女性，既往无慢性肝病史，此次发病前因发热及胸痛就诊于专科医院，完善结核干扰素释放试验及胸部影像学检查，诊断为继发性肺结核，予以抗结核药物治疗，在治疗过程中监测肝功能提示肝功能异常，排除病毒性肝炎、自身免疫性肝病等常见病因，RUCAM 评分 9 分，药物性肝损伤诊断明确。患者发病 2 周后逐渐出现极度乏力，黄疸迅速加深，血清 TBIL > 10×ULN，PTA < 40%，伴腹水、肝性脑病，亚急性肝衰竭诊断明确。右肺继发性肺结核、右侧结核性胸膜炎、右侧胸腔积液，病史提供，结合入院后胸部 CT 检查结果，诊断明确。

【治疗及随访】

患者入院后立即停用可导致肝损伤药物，给予还原型谷胱甘肽、复方甘草酸苷抗肝细胞炎症。入院后监测患者肝功能进一步恶化，并出现腹水及肝性脑病，腹部 MRI 显示肝实质信号不均匀，肝脏炎性改变可能（图 26-2A），诊断"亚急性肝衰竭"，给予异甘草酸镁抗肝细胞炎症、丁二磺酸腺苷蛋氨酸改善胆汁淤积、乳果糖联合门冬氨酸鸟氨酸抗肝性脑病、静脉输注人血白蛋白和新鲜冰冻血浆、营养支持等治疗。入院后 2 个月复查患者腹部 MRI 显示肝脏体积迅速缩小（图 26-2B）合并大量腹水，考虑短期病死率高，建议患者肝移植治疗，患者由于家庭经济原因，拒绝肝移植及人工肝治疗，继续内科药物治疗方案。经治疗，患者肝性脑病缓解，神志转清，总胆红素逐渐下降，凝血 PTA 逐渐升高，肝功能好转（图 26-3），肝实质体积较前增大（图 26-2C）。

治疗过程中，同时监测患者肺部病变发展情况。入院后患者胸部 CT 提示胸部结核性病变仍有进展，请结核科专家会诊后给予左氧氟沙星 0.4 g 每日 1 次联合阿米卡星 0.4 g 每日 1 次静脉输注抗结核治疗。经治疗，肺部病变无好转，请结核科专家再次会诊，将抗结核药物调整为亚胺培南 0.5 g 每 8 小时 1 次、阿米卡星 0.4 g 每日 1 次、利奈唑胺 600 mg 每日 1 次静脉输注联合治疗。再次复查胸部 CT 病

笔记

变范围缩小。

患者病情好转出院。

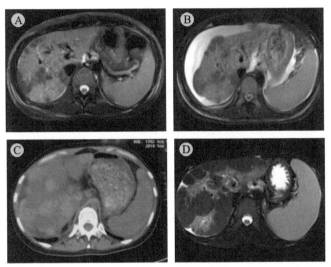

A. 入院 1 个月；B. 入院 2 个月；C. 入院 3 个月；D. 出院后 7 个月。

图 26-2　患者起病后肝脏体积动态变化

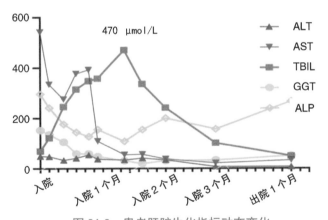

图 26-3　患者肝脏生化指标动态变化

出院后 42 天复查肝功能提示 TBIL 和 PT、INR 恢复正常。出院后 7 个月复查腹部 MRI：残余肝实质体积较前继续增大，肝纤维化范围显著减小（图 26-2D）。末次随访为肝损伤发病后 33 个月，复查 ALT、AST、TBIL 水平正常，情况良好。且定期复查胸部 CT 提示

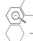

肺部病变较前缩小并保持稳定（图 26-4）。

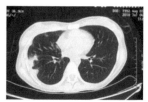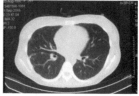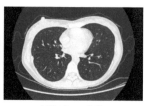

入院时　　　　　　　　入院 2 个月　　　　　　　出院后 18 个月

图 26-4　患者起病后肺部病变动态变化

病例分析

本患者青年女性，否认慢性肝病病史，起病急，在 2 ～ 26 周内出现极度乏力，黄疸迅速加深，血清 TBIL > 10 × ULN，PTA < 40%，伴肝性脑病，诊断亚急性肝衰竭明确。病因方面，患者在起病前有可疑肝损伤药物服用史（抗结核治疗药物），RUCAM（Roussel-Uclaf 因果关系评估法）得分为 9 分，高度考虑药物性肝损伤（drug-induced liver injury，DILI）。

抗结核治疗（antituberculosis treatment，ATT）是亚洲国家人群患 DILI 的主要原因之一，国内约 21.99% 的 DILI 为 ATT 相关。异烟肼、利福平、吡嗪酰胺和乙胺丁醇的联合治疗为抗结核治疗的经典方案，5% ～ 30% 的患者在用药期间可出现显著的转氨酶升高。部分患者可出现肝衰竭，病死率较高。异烟肼是治疗结核病的主要药物，高达 20% 的患者使用该药期间可出现短暂的无症状转氨酶升高，1% 的患者可现严重肝损伤。利福平通常与异烟肼和（或）吡嗪酰胺联合使用，作为许多转氨酶（包括药物代谢酶）的有效诱导剂，在与异烟肼连用时可能会增加肝毒性事件的发生率。吡嗪酰胺抗结核作用强，有研究显示，该药与异烟肼和利福平联用可能会明显增加肝毒性风险。目前乙胺丁醇的肝毒性作用尚无明确报道。为防止出现耐多药菌株的出现，抗结核药物常采用联合治疗方案，这使得难以确定引起肝毒性的确切药物。多数抗结核治疗引起 DILI 发生在治疗的前 2～4 周内，同时症状出现晚于临床指标升高，因此定期监测肝脏生化非常重要。

肝衰竭是临床常见的严重肝病综合征，病死率极高，（亚）急性肝衰竭的特征是大量肝细胞破坏和肝脏炎症过度激活。临床结果在很大程度上取决于肝细胞破坏和再生之间的平衡。在该病例中，患者的肝脏显示出强大的再生潜能，在严重损伤后肝实质重建。一些研究表明，这种肝细胞再生状态主要由存活的肝细胞和驻留于肝内的祖细胞完成。肝纤维化被广泛认为是一种可能发展为肝硬化的损伤过程。然而，关于纤维化在（亚）急性肝衰竭发病机制中的作用的数据仍然很少。该患者出院 7 个月后复查腹部 MRI 提示肝实质明显变大，纤维间隔变窄，提示（亚）急性肝衰竭纤维化机制与慢性肝损伤的纤维化机制可能不同。有学者提出，在（亚）急性肝衰竭进展阶段出现的纤维化可能具有维持肝脏结构、避免肝脏结构进一步塌陷的作用，同时也可为肝细胞再生提供胶原来源。

肝衰竭内科治疗尚缺乏特效药物和手段，采取相应的病因治疗和综合治疗措施，积极防治并发症对于改善预后有一定的意义。本例患者在入院后即停用既往可能导致肝损伤的抗结核药物方案，但考虑其肺部病变仍有进展，与结核科专家讨论后选择对肝脏影响小的二线抗结核治疗方案，最终在去除病因、内科综合治疗、二线抗结核治疗并驾齐驱的情况下，患者肝衰竭纠正、并发症好转，并且肺部结核病变亦被控制，避免了死亡的结局，预后相对较好。

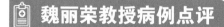

魏丽荣教授病例点评

本病例为结核药物引起亚急性肝衰竭病例。抗结核药物是目前明确的可导致肝损伤的药物种类之一，肝损伤程度表现不一，轻者仅表现为转氨酶一过性升高，重者可出现肝衰竭甚至危及生命。本病例患者为抗结核药物引起严重肝损害致肝衰竭依据充分。对于此类病例，早期规范监测肝脏功能，及时发现并评估肝损害程度非常重要。通过本病例可以看到，虽然患者诊断及时，但个体的遗传背景、肝脏基础不同，导致肝脏对药物毒性的耐受性、适应性、易感性不同，再次用药引起的肝损害加重往往速度更快，损伤程度更重，且停药后肝损害仍可继续进展，肝功能监测非常重要。

通过本病例还可以看到，在监测到肝损伤后如何调整抗结核治疗方案，控制肝损伤的发展，达到两者兼顾以保障患者的健康及生命，对于临床工作是一个很大的考验。这是个复杂而棘手的问题，常需要多学科综合诊疗，需要充分动态评估疾病主要矛盾，评价肝损伤的严重程度与停药后结核病变的变化情况，分析药物的替代可能性及对于肝脏可能的影响。本病例在治疗过程中充分考虑以上因素，对抗结核治疗方案进行了停药、换药、选择二线药物的调整，同时采取全面的内科保肝对症的综合治疗，最终患者肝衰竭得到控制，肝功能逐渐恢复，避免了肝移植，同时取得了原发病得到有效控制的良好治疗效果。

【参考文献】

1. LOW E X S, ZHENG Q, CHAN E, et al. Drug induced liver injury: East versus West - a systematic review and meta-analysis[J]. Clinical and Molecular Hepatology,

笔记

2020，26（2）：142-154.

2. TOSTMANN A，BOEREE M J，AARNOUTSE R E，et al. Antituberculosis drug-induced hepatotoxicity：concise up-to-date review[J]. Journal of Gastroenterology and Hepatology，2008，23（2）：192-202.

3. CHALASANI N，BONKOVSKY H L，FONTANA R，et al. Features and outcomes of 899 patients with drug-induced liver injury：the DILIN prospective study[J]. Gastroenterology，2015，148（7）：1340-1352.e1347.

4. TWEED C D，WILLS G H，CROOK A M，et al. Liver toxicity associated with tuberculosis chemotherapy in the REMoxTB study[J]. BMC Medicine，2018，16(1)：46.

5. HE Y，JIN L，WANG J，et al. Mechanisms of fibrosis in acute liver failure[J]. Liver International，2015，35（7）：1877-1885.

（丁蕊）

病例 27　抗结核药物相关的门静脉高压症

病历摘要

【基本信息】

患者，女，25 岁，主因"肝功能异常 4 年，呕血 2 天"门诊以"上消化道出血"收入院。

现病史：患者 4 年前因发热、咳嗽、咳痰，于北京某医院确诊为继发性肺结核，给予抗结核药物治疗，治疗期间检查肝功能明显异常，考虑药物性肝炎，停用所有抗结核药物，转入我院治疗，诊断为"药物性肝炎、急性肝衰竭"，经过积极保肝对症治疗，患者肝功能好转后出院。此次入院前 2 天进食烫食后出现呕吐咖啡色胃内容物 4 次，伴有头晕、心慌、出汗等，就诊于当地医院，考虑不除外消化道出血，建议转院治疗，1 日前患者就诊于某医院，实验室检查血常规提示中度贫血，肝功能 ALT 48 U/L、AST 28 U/L、TBIL 23 μmol/L、ALB 36 g/L，给予止血、抑酸及补液治疗，现为进一步诊治收入我院。

既往史：4 年前因发热、咳嗽、咳痰，于北京某医院住院确诊为"继发性肺结核（浸润），左上、下，集（+），初治"，胸部 CT 显示左肺渗出性病变，左肺上叶空洞形成，开始予异烟肼 0.3 g qd、利福平 0.45 g qd、乙胺丁醇 0.75 g qd、吡嗪酰胺 0.5 g tid、链霉素 0.75 g 肌内注射 qd 抗结核治疗，并给予保肝对症治疗，期间复查肝功能均正常，复查痰集菌抗酸染色阴性，胸部 CT 显示左肺病变明显吸收，空洞闭合，痰培养结果回报：结核分枝杆菌复合群，对异烟肼、链霉素、利福平耐药。于 2010 年 8 月 26 日调整为对氨基水杨酸钠 8 g qd 静脉滴注、阿米卡星 0.4 g qd 静脉滴注、乙胺丁醇 0.75 g qd、吡嗪酰胺 0.5 g tid、莫西沙星 0.4 g qd 口服治疗，用药 1 个月因肝损伤停药，患者自诉现已治愈。

个人史：生于河北省保定市，于当地长大，否认吸烟及饮酒史，未婚、未育。

家族史：父母均健在，否认家族遗传病病史。

【体格检查】

T 36.6 ℃，P 88 次 / 分，R 18 次 / 分，BP 110/70 mmHg。神志清楚，双侧巩膜无黄染，双肺呼吸音清，未闻及干湿啰音和胸膜摩擦音。心界不大，心律齐，各瓣膜听诊区未闻及病理性杂音，腹部平坦，全腹无压痛及反跳痛，肝脾肋下未触及，移动性浊音阴性，双下肢无水肿。

【辅助检查】

血常规：WBC 6.07×10^9/L，NE% 64.90%，HGB 78.2 g/L，PLT 140.0×10^9/L；肝功能：ALT 15.9 U/L，AST 14.9 U/L，TBIL 12.7 μmol/L，DBIL 4.8 μmol/L，ALB 30.6 g/L，GGT 29.5 U/L，ALP 60.1 U/L，CHE 4719 U/L；肿瘤系列：AFP 0.5 ng/mL，CEA 1.2 ng/mL，CA199 11.1 U/mL；自身免疫肝病：ANA 阴性，SMA 阴性，AMA 阴性，LKM 阴性，ACA 阴性，PCA 阴性，HMA 阴性，AMA-M2 阴性；甲、乙、丙、丁、戊肝病原学检查均阴性；Fibroscan 5.1 kPa；腹部彩超：肝弥漫性病变、肝内钙化灶、肝内中高回声结节（血管瘤？）、胆囊壁毛糙、门静脉血流检查未见明显异常；胸部 CT

181

（图 27-1）：①左肺结核伴支气管扩张复查，与前片比较略有吸收；②左侧局限性胸膜增厚、粘连；③纵隔 6 区淋巴结略肿大，变化不大；④腹部胃小弯侧腹腔脂肪密度增高。

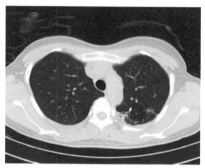

左肺结核伴支气管扩张，左侧局限性胸膜增厚、粘连。

图 27-1 胸部 CT 影像（2014 年 6 月）

腹部 MRI（图 27-2）：①肝右叶结节状低信号占位性病变，性质待定，不除外早期恶变可能，建议 DSA 检查；②动脉期肝右叶一过性强化，考虑异常灌注，随诊观察；③肝硬化、脾大、少量腹水；④食管胃底贲门处治疗后改变；⑤肝右叶膈顶处多发钙化灶。

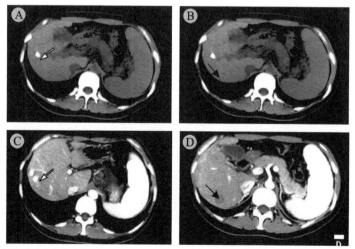

A、C：肝右叶多个高密度结节影（白箭头），请结合临床。B、D：肝右叶结节状低密度灶（黑箭头），不除外占位性病变；胃体贲门周围壁增厚，治疗后改变。

图 27-2 腹部增强 CT（2014 年 6 月）

【诊断及诊断依据】

诊断：肝硬化（失代偿期、活动型）；食管胃底静脉曲张破裂出血；腹水；中度贫血；陈旧性肺结核。

诊断依据：患者年轻女性，4 年前诊断为药物性肝炎、急性肝衰竭，2 天前进食后出现呕吐咖啡色胃内容物 4 次，伴有头晕、心慌、出汗等不适。实验室检查血常规提示中度贫血，肝功能转氨酶基本正常，胆红素轻度升高，胃镜提示食管胃底静脉曲张，腹部 MRI 显示肝硬化、腹水等，综上诊断明确。根据血红蛋白量 78.2 g/L，可明确贫血。患者既往肺结核病史，根据胸部 CT 可明确。

【治疗及随访】

入院后给予生长抑素泵入降门静脉压，奥美拉唑抑酸，还原型谷胱甘肽、多烯磷脂酰胆碱静脉滴注保肝、补液支持治疗，出血停止后口服叶酸、维生素 B_{12}、琥珀酸亚铁片纠正贫血，并于 2014 年 6 月 5 日再次行胃镜下治疗（图 27-3），患者出血停止、病情稳定出院。

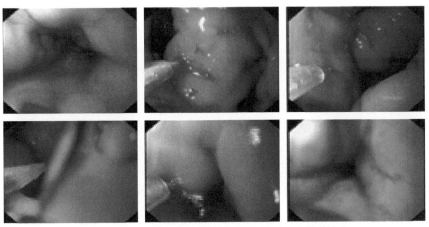

食管中下段及胃底可见明显静脉曲张，组织胶＋聚桂醇治疗。

图 27-3　胃镜检查（2014 年 6 月）

患者于 2015 年 2 月行肝穿刺活检（图 27-4），结果提示为特发性门静脉高压症（idiopathic portal hypertension，IPH）。患者 2015 年 4 月完善肝动脉造影，提示未见肝内恶性病变。此后患者未再呕血，定期门诊及住院复查，监测肝功能提示转氨酶、白蛋白基本正常，胆红素轻度升高。

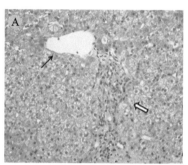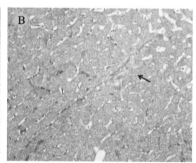

A.（HE×200）肝内门静脉扩张（黑箭头），门静脉向小叶内"疝入"（白箭头）；

B.（Masson×200）显示肝小叶内纤细纤维间隔形成（黑箭头）。

图 27-4　患者肝穿刺病理形态学改变（2015 年 2 月）

病例分析

本例患者首次住院因为抗结核药物导致重型肝炎，肝功能恢复后 4 年出现上消化道大出血，胃镜检查提示食管胃底静脉曲张，非常容易联想为坏死后肝硬化所导致的门静脉高压症。门静脉高压症是指由门静脉系统压力升高所引起的一系列临床表现，所有能造成门静脉血流障碍和（或）血流量增加的因素，均能引起门静脉高压症。门静脉高压症表现有脾大、食管胃底静脉曲张和腹水，常常伴发脾功能亢进、上消化道大出血、门体分流性脑病和自发性细菌性腹膜炎等。

患者既往是否有慢性肝炎病史可提示是否患肝炎后肝硬化；饮

酒史是酒精性肝病诊断的重要依据，另外还有血吸虫病史、心脏病病史、服用雌激素或非甾体类药史、营养不良及肝胆疾病家族史等，均可提示是否有先天性、特发性门静脉高压症。该患者无常见导致肝硬化的感染及非感染性因素，门静脉及属支血管影像学检查未检测到异常，不支持血管因素导致的门静脉高压症，既往首次住院时影像检查并无食管胃底静脉曲张等门静脉高压症表现，因此考虑门静脉高压症由抗结核药物引起可能性较大，后经肝脏病理检查确认。

特发性门静脉高压症（idiopathic portal hypertension，IPH）又名肝内型窦前阻塞性门静脉高压症，是指具有脾大、贫血、门静脉压增高，但又未发现具有肝硬化、肝外门静脉 – 肝静脉闭塞、血液病、寄生虫病等原因的疾病，是导致门静脉高压的第二大病因，临床较少见。IPH 的病因不明，可能与下列因素有关：①长期接触有机砷、铜、氯乙烯单体等化学物质；②免疫因素；③全身或腹腔感染；④遗传因素。在印度和日本 IPH 的发病率较高，在中国和西方国家较少见，可能与社会经济状况、生活卫生条件及种族差异有关。日本 IPH 研究委员会对该病进行了较系统、深入的研究，并制定了诊断标准：①不明原因的脾大、贫血、门静脉高压，可除外肝硬化、血液疾病、肝胆系统的寄生虫病、肝静脉和门静脉阻塞及先天性肝纤维化等。②1 种以上血液成分减少。③肝功能正常或接近正常。④内镜或 X 线证实有上消化道静脉曲张。⑤B 超、CT 检查显示肝表面呈非肝硬化表现，脾大。⑥肝静脉楔压正常或轻度升高，门静脉压＞ 20 mmHg。⑦肝活检显示门静脉纤维化，但无肝硬化。

IPH 的预后往往比肝硬化患者好，主要死因为食管胃底静脉曲张破裂出血，因此降低门静脉压、预防出血是 IPH 治疗的关键。

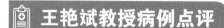
王艳斌教授病例点评

　　该病例青年女性，初始发病为服用抗结核药物后导致的药物性肝损伤，而且肝损伤较重。药物性肝损伤的基本治疗原则为停用导致肝损伤药物，并给予保肝对症治疗。患者在经过如上处理后最终获得肝功能恢复。但若干年后无征兆出现上消化道出血，胃镜检查发现食管胃底静脉曲张，很容易让人联想到与既往严重肝损伤有关，最常见的就是坏死后肝硬化，但生化检查及之后的肝脏病理检查却得出了非肝硬化诊断，同时发现肝内窦前性门静脉高压表现。目前已知药物性肝损伤可以导致多种慢性病理改变，常见如坏死后肝硬化，少见的如千里光等导致的肝静脉阻塞症（hepatic veno-occlusive disease，HVOD）。临床研究发现某些药物，如含砷制剂可以导致IPH。该例患者在发病之初曾使用抗结核药物，但目前抗结核药物导致特发性门静脉高压症国内外尚无相关报道。该患者出现药物性肝损伤在前，4 年后发现 IPH，二者之间是否有一定关联，仍待进一步病例资料搜集和积累及药理学研究予以证实。该患者在 2014 年出血后进行了胃镜下套扎治疗，病情始终稳定，但 2019 年再次出现上消化道大出血及肝功能损伤，与既往文献报道一致，预后不好主要表现在门静脉压力过高所导致的上消化道出血。再次给予胃镜下止血治疗后好转，且检查伴有肝纤维化相关表现，考虑与门静脉压力过高导致肝脏继发改变相关。IPH 如果反复出现消化道出血，可以考虑门体分流手术，当出现肝衰竭时可以考虑肝移植。

【参考文献】

1. TOKUSHIGEK K, YAMAUCHIK K, HAYASHIN N, et al. The pathogenesis of

idiopathic portal hypertension[J]. Nippon Geka Gakkai ZAsshi，1996，97（1）：21-26.

2. KHANNA R，SARIN S K. Non-cirrhotic portal hypertension-diagnosis and management[J]. J Hepatol，2014，60（2）：421-441.

3. 刘英辉，尹洪竹，陈立娟. 特发性非硬化性门静脉高压症 6 例报告 [J]. 临床肝胆病杂志，2008，24（1）：78.

4. 王燕，谢鹏雁. 特发性门静脉高压症 3 例及文献复习 [J]. 重庆医学，2010，39（21）：2998-2999.

5. CENTENO J A，MULLICK F G，MARTINEZ L，et al. Pathology related to chronic arsenic exposure [J]. Environ Health Perspect，2002，110 Suppl 5（Suppl 5）：883-886.

（赵文姗）

病例28 药物性肝衰竭继发消化道 穿孔及腹腔感染

病历摘要

【基本信息】

患者，女，65岁，主因"眼黄、尿黄伴乏力、双下肢水肿1周"收入院。

现病史：患者1周前在服用治疗皮疹药物（黄芪精、防风通圣丸）后出现眼黄、尿黄伴乏力、双下肢水肿，纳差，无皮肤瘙痒，大便无灰白，无明显恶心、呕吐，无腹痛、腹胀等不适，未诊治。1天前上述症状逐渐加重，就诊于我院门诊查肝功能：ALT 714.1 U/L，AST 814.7 U/L，TBIL 466.9 μmol/L，DBIL 375.7 μmol/L，ALB 31.7 g/L，转氨酶升高伴重度黄疸，诊断"肝功能异常待查"，患者肝损伤严重且病因不清，为进一步诊治收入院。

既往史：腰颈痛多年未诊治，长期口服"止痛片"。否认高血压、冠心病、糖尿病病史，否认传染病病史，否认食物、药物过敏史，否认手术、外伤史。

个人史：否认吸烟史、饮酒史。

【体格检查】

T 36.3℃，P 70次／分，R 18次／分，BP 132/68 mmHg。神志清楚，肝病面容，全身皮肤黏膜重度黄染，肝掌阳性，双肺呼吸音清，未闻及干湿啰音及胸膜摩擦音，心律齐，腹软，全腹无压痛及反跳痛，肝脾肋下未触及，Murphy 征阴性，移动性浊音可疑，双下肢重度水肿，病理征（－）。

【辅助检查】

血常规：WBC 5.04×10^9/L，NE% 65.50%，HGB 113.00 g/L，PLT 121.00×10^9/L。肝功能：ALT 587.2 U/L，AST 556.6 U/L，TBIL 405.1 μmol/L，DBIL 312.0 μmol/L，ALB 31.2 g/L，GGT 160.6 U/L，ALP 35 U/L，CHE 2365 U/L，TBA 215.3 μmol/L，Pre-A 7.9 mg/L。电解质＋肾功能＋血糖＋血氨：K^+ 3.40 mmol/L，URCA 89.0 μmol/L，TCO_2 20.9 mmol/L，GLU 5.81 mmol/L，NH_3 36.00 μmol/L，eGFR 100.0 mL/（min · 1.73 m^2），PTA 34.00%。PCT 1.20 ng/mL，AMY 134.0 U/L，CRP 30.8 mg/L。腹水常规：外观黄色混浊，李凡他试验阳性，腹水总细胞 13 662/μL，腹水白细胞 9662/μL，腹水多核细胞 88%，腹水鲎试验 0.132 pg/mL。

心电图：窦性心律，正常心电图。腹部彩超：肝弥漫性病变，腹水。腹部增强 CT：肝硬化，脐静脉开放、脾大，腹水。腹部 CT 平扫：腹腔游离气体，提示胃肠道穿孔。

【诊断及诊断依据】

诊断：慢加急性肝衰竭（早期）；药物性肝损伤 [肝细胞损伤型、慢性、RUCAM 8 分（很可能）、严重程度 4 级]；肝硬化（失代偿期）；腹水；低蛋白血症；消化道穿孔；继发性细菌性腹膜炎；低钾血症。

诊断依据：患者老年女性，慢性病程急性发作。既往有口服非甾体抗炎药病史。入院前 1 周在口服中成药后出现眼黄、尿黄伴乏力、双下肢水肿，查体见全身皮肤、巩膜重度黄染，双下肢重度水肿。实验室检查提示肝细胞损伤严重伴重度黄疸，PTA 32%，肝脏合成功能下降。影像学检查提示肝硬化、脾大、腹水，诊断"慢加急性肝衰竭、早期"明确，病因除外急慢性病毒感染、酒精、脂肪、遗传代谢、自身免疫等其他因素后考虑药物性肝损伤。住院期间出现急性腹痛，查体提示腹膜刺激征阳性，腹部 CT 平扫显示腹腔游离气体，血感染指标显著升高，腹水常规渗出液明确，多核白细胞比例及数量显著升高，诊断"消化道穿孔、继发性细菌性腹膜炎"明确。

【治疗及随访】

治疗经过：入院后给予静脉滴注异甘草酸镁、还原型谷胱甘肽保肝，腺苷蛋氨酸退黄，人血白蛋白纠正低蛋白血症，呋塞米、螺内酯利尿，给予新鲜血浆补充凝血因子。

入院第 10 天患者黄疸改善不明显。肝功能：ALT 187.1 U/L，AST 119.5 U/L，TBIL 395.8 μmol/L，DBIL 323.0 μmol/L，ALB 35.5 g/L。除外激素治疗禁忌证后，给予甲强龙 40 mg 静脉滴注 5 天治疗，胆红素下降至 TBIL 265.0 μmol/L，DBIL 227.6 μmol/L。激素使用过程中监测血糖、血压、感染指标及多部位细菌真菌涂片等，给予抑酸、改善肠道菌群治疗。此后甲强龙减至 20 mg 治疗 1 周，复查胆红素下降缓慢，TBIL 231.9 μmol/L，后调整为醋酸泼尼松龙 20 mg，给予熊去氧胆酸协助退黄。口服醋酸泼尼松龙 1 周后，患者无明显诱因出现急性腹痛，查体腹韧，全腹压痛（+），无反跳痛，腹部彩超提示肝硬化，少量腹水；立位腹平片考虑不全肠梗阻，给予灌肠通便，患者腹痛症状随之改善，间断有加重，查体腹膜刺激征阳性，腹部 CT 平扫提示胃肠道穿孔。实验室检查：血常规 WBC 8.02×10^9/L，NE% 92.20%，PCT 1.20 ng/mL，CRP 30.8 mg/L。行腹腔穿刺腹水常规：李凡他试验阳性，腹水总细胞 13 662/μL，腹水白细胞 9662/μL，腹水多核细胞 88%，腹腔需氧菌、厌氧菌及真菌培养均（–），普外科会诊后考虑消化道穿孔、腹腔感染诊断明确，肝功能 Child C 级，存在手术禁忌；给予禁食水，停用所有口服药物包括激素，留置胃管及腹腔引流管，给予积极抗炎、抑酸、全静脉营养支持、灌肠通便治疗。考虑患者肝衰竭基础上并发急性消化道穿孔、腹腔感染，病情危重，给予亚胺培南西司他丁钠 0.5 g q6h 积极抗感染。2 周后腹痛减轻，查体腹部仍有轻压痛，无反跳痛；复查 WBC 3.69×10^9/L，NE 1.85×10^9/L，PCT 0.32 ng/mL，CRP 18.2 mg/L；腹水常规：李凡他试验阴性，白细胞 537/μL，多核细胞 22%；腹部平扫未见腹腔游离气体。患者腹腔感染好转，抗生素降级为头孢他啶 2 g q8h，腹盆腔积液极少量，拔除腹腔引流管。头孢他啶继续治疗 2 周后，体温正常，腹膜刺激征消失，复查 WBC 3.38×10^9/L，NE 1.87×10^9/L，CRP 23.2 mg/L，PCT 0.34 ng/mL，TBIL 281.5 μmol/L，DBIL 229.1 μmol/L，复查腹部 CT 无腹腔游离气体及腹水，结束抗感染治疗。

此后继续给予保肝、退黄、纠正低蛋白血症、调节肠道菌群等治疗。1 个月后复查肝功能 ALT 50.7 U/L，TBIL 107.3 μmol/L，DBIL 95.4 μmol/L，凝血功能 PTA 57.00%，INR 1.50，患者病情稳定出院。

随访：患者出院继续给予口服甘草酸二铵肠溶胶囊、腺苷蛋氨酸、熊去氧胆酸胶囊、改善肠道菌群等治疗。3 个月后复查肝功能：ALT 18.0 U/L，AST 30.8 U/L，TBIL 39.1 μmol/L。腹部彩超：肝硬化。门静脉血管：门静脉高压血流，侧支循环建立。此后每 3 个月复查 1 次共随访 1 年，患者肝功能稳定，无其他肝硬化相关并发症发作。

病例分析

　　肝衰竭是多种因素引起的严重肝脏损害，导致合成、解毒、代谢和生物转化功能严重障碍或失代偿，出现以黄疸、凝血功能障碍、肝肾综合征、肝性脑病、腹水等为主要表现的一组临床综合征。基于病史、起病特点和病情进展速度，肝衰竭可分为 4 类，该患者为慢加急性肝衰竭（acute-on-chronic liver failure，ACLF）。ACLF 是指在慢性肝病基础上，由各种诱因引起以急性黄疸加深、凝血功能障碍为肝衰竭表现的综合征，根据临床表现的严重程度，可分为早期、中期和晚期。该患者在肝硬化基础上发生的急性黄疸加深（血清总胆红素 ≥ 10×ULN）、凝血功能障碍（30% ＜ PTA ≤ 40%）表现，合并腹水，不伴感染、肝肾综合征、肝性脑病以及肝外器官衰竭，诊断 ACLF 早期。

　　药物性肝损伤（DILI）是指由各类化学药物、传统中药、保健品、膳食补充剂等所诱发的肝损伤，是最常见和最严重的药物不良反应之一，迄今仍缺乏简便、客观、特异的诊断指标和特效治疗手段。国内有报道，引起 DILI 的相关药物涉及非甾体抗炎药的占 8.7%。临床上，急性 DILI 占绝大多数，其中 6% ～ 20% 可发展为慢性。慢性 DILI 在临床上可表现为慢性肝炎、肝纤维化、肝硬化等。DILI 发病时间差异很大，该患者因既往有长期使用非甾体抗炎药病史，且基本除外其他原因引起的肝损伤，结合实验室检查及影像学检查，有肝硬化表现，慢性 DILI 明确。DILI 明确后需及时停用可疑肝损伤药物，并选用适当的药物治疗，目前较统一的认识是，糖皮质激素对 DILI，尤其是药物所致肝衰竭中具有一定的治疗作用。该患者以肝细胞损伤为主，TBIL ≥ 10 ULN，PTA ＜ 40%，同时出现腹水，严重程度为4级，且在保肝治疗后黄疸未见快速恢复，激素治疗适应证明确。在使用激素治疗前已除外相关禁忌证，因患者本人及家属均拒绝进行胃镜检查，在仔细询问既往症状后，权衡病程进展及预后，考虑使用糖皮质激素治疗。治疗过程中给予质子泵抑制剂、加强监测感染指标、监测消化道出血等，但仍出现了消化道穿孔、继发腹腔感染等一系列并发症，同时因患者肝功能差无法进行外科手术干预，病情危重，后续进行积极抗感染、引流、胃肠减压等治疗措施后，患者恢复进食，且停用抗生素后感染未复发，肝功能改善，激素治疗中的严重并发症得以纠正，患者最终未进展至肝移植阶段。

高学松教授病例点评

　　DILI发病时间差异很大，与用药的关联较隐蔽，缺乏特异性诊断标志物。该患者病情进展迅速，入院后在严格掌握适应证的前提下，给予糖皮质激素治疗。目前的观点认为，DILI患者一旦出现黄疸和凝血功能异常、积极给予基础治疗后3～4天后肝功能不能快速恢复，糖皮质激素治疗可抑制免疫反应、减少肝细胞坏死，该方案选择正确及时。应用糖皮质激素前虽进行禁忌证排除，但在应用过程中仍出现消化道穿孔、腹腔感染等严重并发症，一度病危。后续对病情发现处理及时，抗生素合理足疗程使用，联合各相关科室规范会诊并进行并发症的治疗，最终患者治疗有效，康复出院，预后良好。

【参考文献】

1. 中华医学会肝病学分会药物性肝病学组. 药物性肝损伤诊治指南 [J]. 临床肝胆病杂志，2015，31（11）：1752-1769.

2. 苏海滨，王慧芬. 关注药物性肝衰竭 [J]. 临床肝胆病杂志，2012，28（10）：738-739.

3. 中华医学会感染病学分会肝衰竭与人工肝学组，中华医学会肝病学分会重型肝病与人工肝学组. 肝衰竭诊治指南（2018 年版）[J]. 中华传染病杂志，2019，37（1）：178-179.

4. CHALASANI N P，HAYASHI P H，BONKOVSKY H L，et al. ACG clinical guideline：the diagnosis and management of idiosyncratic drug-induced liver injury[J]. Am J Gastroenterol，2014，109（7）：950-966.

5. LEISE M D，POTERUCHA J J，TALWAIKAR J A. Drug-induced liver injury[J]. Mayo Clin Proc，2014，89（1）：95-106.

（刘楠）

病例29　药物性肝衰竭应用激素治疗
并发卡氏肺孢子虫肺炎
及巨细胞病毒性肺炎

病历摘要

【基本信息】

患者，女，46岁，主因"眼黄、尿黄20余天，进行性加重10余天"收入院。

现病史：患者入院前20余天出现眼黄、尿黄，伴乏力、纳差，无发热，无恶心、呕吐。入院前10余天上述症状加重，在当地医院住院治疗。实验室检查：ALT 631 U/L，AST 483 U/L，TBIL 110.8 μmol/L，DBIL 85 μmol/L，AFP 15.6 ng/mL，PTA 95%；甲、乙、丙、戊型肝炎病毒及EB病毒（EBV）、巨细胞病毒（CMV）标志物均阴性；给予对症保肝、退黄治疗，效果不佳，乏力、纳差进行性加重，黄疸进行性升高；复查ALT 154 U/L，AST 182 U/L，TBIL 270 μmol/L，DBIL 208 μmol/L，PTA 63%，AFP 68.8 ng/mL；肝穿刺病理提示药物性肝炎。起病前，患者服用调理月经周期及睡眠的中药1月余，具体成分不详；自发病以来，患者食欲差，夜间间断入睡，二便通畅。

既往史：否认高血压、冠心病、糖尿病病史，否认食物、药物过敏史，否认手术、外伤史。

个人史：否认吸烟史，否认饮酒史。

【体格检查】

T 36.4℃，P 92 次 / 分，R 20 次 / 分，BP 112/72 mmHg。神清语利，精神正常。肝掌（－），蜘蛛痣（－），皮肤黏膜及巩膜重度黄染，浅表淋巴结无肿大，口唇无苍白、发绀。双肺呼吸音粗，未闻及干湿啰音；心脏各瓣膜听诊区未闻及杂音。全腹平坦，肝、胆、脾未触及，无压痛及反跳痛，移动性浊音阴性，肝区叩痛阴性，双下肢无水肿。踝阵挛阴性，扑翼样震颤阴性。

【辅助检查】

患者入院后重点辅助检查结果及动态变化见表 29-1、表 29-2。胸部 CT 动态变化见图 29-1 ～图 29-4。自身抗体系列：抗核抗体（ANA）1 ∶ 320，其余阴性。甲、乙、丙、戊病毒标志物及 EBV阴性。AFP 1596.43 ng/mL。超声提示肝脏弥漫性病变、腹水。腹部MRI 提示肝脏信号改变，门静脉周围间隙增宽，考虑炎性病变可能性大，肝实质不均匀强化，极少量腹水。入院第 6 周咽拭子涂片可见真菌孢子、真菌。G 试验、GM 试验均阳性。CMV-IgM 阳性，CMV-DNA 阴性。肺泡灌洗液二代测序：（中置信度）巨细胞病毒、耶氏肺孢子虫。IL-6 5.47 pg/mL。血气分析未见异常。

表 29-1　血常规、凝血及感染相关指标动态变化

时间	WBC (×10⁹)	NE%	LY%	HGB (g/L)	PLT (×10⁹)	PTA (%)	CRP (mg/L)	PCT (ng/mL)
入院当天	7.67	76.90	12.40	142	279	30.0	3.8	0.28
入院 1 周	11.57	79.00	12.50	125	154	67.0	2.6	0.18
入院 3 周	19.06	72.00	22.10	139	127	61.0	3.7	0.35
入院 5 周	10.28	59.80	30.50	130	135	66.0	13.2	0.44
入院 6 周	11.24	47.70	43.70	132	176	73.0	26.4	0.19
入院 7 周	11.53	55.50	37.90	145	168	76.0	26.4	0.10
入院 9 周	6.63	52.80	40.10	126	154	81.0	1.0	0.10
入院 11 周	6.42	46.20	45.50	121	133	87.0	1.0	0.10

笔记

表 29-2　生化指标动态变化

时间	ALT (U/L)	AST (U/L)	TBIL (μmol/L)	DBIL (μmol/L)	ALB (g/L)	GGT (U/L)	ALP (U/L)
入院当天	182.6	236.7	470.6	384.2	36.0	–	–
入院 1 周	166.4	108.6	258.2	204.1	31.3	75.8	118.6
入院 3 周	220.4	175.0	405.4	314.8	33.0	153.1	151.1
入院 5 周	184.2	177.7	258.7	210.2	29.0	133.8	123.3
入院 6 周	82.3	62.3	94.2	75.0	32.4	234.0	135.0
入院 7 周	42.9	38.9	66.0	48.4	29.9	163.4	129.2
入院 9 周	27.1	25.2	33.6	18.9	31.9	80.4	84.7
入院 11 周	20.3	18.4	22.8	12.5	31.9	52.1	102.6

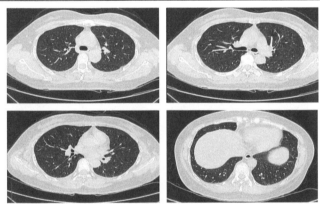

双肺下叶多发微结节、结节。两肺下叶胸膜下少许间质性改变。

图 29-1　胸部 CT（入院时）

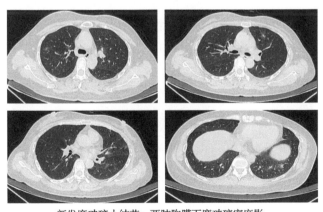

新发磨玻璃小结节；两肺胸膜下磨玻璃密度影。

图 29-2　胸部 CT（入院 5 周）

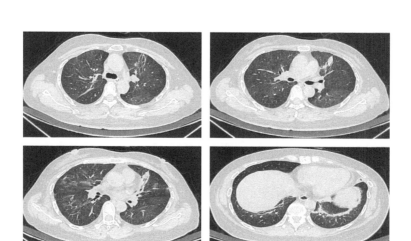

右肺中叶、左肺舌段及两肺下叶新出现大片实变及索条。

图 29-3 胸部 CT（入院 6 周）

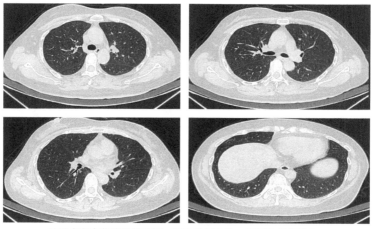

两肺多发肉芽肿结节可能，部分为钙化灶，原双肺炎症吸收。

图 29-4 胸部 CT（入院 11 周）

【诊断及诊断依据】

诊断：亚急性肝衰竭；药物性肝损伤 [混合型、急性、RUSAM 评分 8 分（非常可能）、严重程度 4 级]；肝性脑病；肝内胆汁淤积；腹水；卡氏肺孢子虫肺炎；巨细胞病毒性肺炎。

诊断依据：①亚急性肝衰竭；药物性肝损伤 [混合型、急性、RUSAM 评分 8 分（非常可能）、严重程度 4 级]；肝性脑病；肝内胆汁淤积；腹水：患者中年女性，既往无肝脏相关基础疾病，发病前 1 个月有服用中药史，查体可见皮肤、巩膜重度黄染，诊治期间曾出现计算力下降、反应迟钝；实验室检查提示转氨酶升高，胆红素 > $10 \times ULN$，PTA < 40%，血氨升高；肝穿刺病理提示药物性肝损伤伴自身免疫现象，腹部彩超提示腹水；发展至肝衰竭病程 2 ～ 26 周，综上所述，诊断成立。②卡氏肺孢子虫肺炎、巨细胞病毒性肺炎：患者中年女性，肝衰竭基础上有激素用药史，免疫力低下；有发热、咳嗽咳痰，伴气短。胸部 CT 提示双肺磨玻璃密度影；实验室检查提示炎性指标血常规、PCT、IL-6、CRP 均升高；病原学检测 CMV-IgM 阳性，真菌 D- 葡聚糖阳性，GM 试验阳性；肺泡灌洗液二代测序：（中置信度）巨细胞病毒、耶氏肺孢子虫。

【治疗及随访】

入院后给予保肝、降酶、退黄、营养、纠正凝血功能，利尿、通便、维持内环境稳定等综合对症支持治疗，病理科会诊提示小叶性肝炎伴部分胆管损伤，考虑为药物性肝损伤伴自身免疫性反应，排除激素用药禁忌后给予甲泼尼龙琥珀酸钠静脉滴注，后序贯醋酸泼尼松龙片口服，胆红素逐渐下降，PTA 上升至 60%，激素逐渐减量。诊疗过程中，密切监测血常规、肝功能、凝血功能、感染相关指标等，定期复查胸部 CT。在激素治疗后第 5 周，患者无明显诱因出现咳嗽、咳痰，伴气短，并有发热，体温最高 39.4 ℃；胸部 CT 检查提示新发磨玻璃小结节，双肺胸膜下磨玻璃密度影；实验室检查显示炎性指标血常规、PCT、CRP 均升高；CMV-IgM 阳性；真菌 D- 葡聚糖阳性，GM 试验阳性；肺泡灌洗液二代测序：（中置信度）巨细胞病毒、耶氏肺孢子虫。经呼吸科、感染科会诊，考虑卡氏肺孢子虫肺炎、巨细胞病毒性肺炎，给予醋酸卡泊芬净、克林霉素磷酸酯联合更昔洛韦治疗，体温逐渐下降，感染指标好转。患者病情好转出院，定期门诊随访 1 年，肝功能保持稳定。

病例分析

肝衰竭是多种因素引起的严重肝脏损害，导致合成、解毒、代谢和生物转化功能严重障碍或失代偿，出现以黄疸、凝血功能障碍、肝肾综合征、肝性脑病、腹水等为主要表现的一组临床综合征。在我国引起肝衰竭的主要病因是肝炎病毒（尤其是乙型肝炎病毒），其次是药物及肝毒性物质（如酒精、化学制剂等）。根据我国《肝衰竭诊治指南（2018 年版）》，肝衰竭可分为 4 类：急性肝衰竭、亚急性肝衰竭、慢加急性（亚急性）肝衰竭和慢性肝衰竭。该例患者，既往无肝脏基础疾病，有用药史，起病较急，2 ～ 26 周出现明显的消化道症状，黄疸迅速加深，伴肝性脑病血氨升高，有凝血障碍，PTA ≤ 40%，符合亚急性肝衰竭诊断。肝衰竭病因方面，根据用药史，排除其他病因，RUCAM 评分 8 分，考虑药物所致；结合病理科会诊意见，ANA 显著升高，考虑药物性肝损伤并伴有自身免疫反应。治疗方面，在积极保肝、降酶、退黄等对症支持治疗的基础上，排除激素禁忌证后，给予激素治疗，加强病情监护，同时密切监测生化、凝血及炎性指标等，最终肝衰竭纠正，肝脏相关指标逐渐好转。

卡氏肺孢子虫肺炎（pneumocystis carinii pneumonia，PCP）、巨细胞病毒（cytomegalovirus，CMV）肺炎多发生于免疫功能受损人群，尤其是 HIV 感染者，也可见于移植受者、癌症患者、使用糖皮质激素、化疗和其他免疫抑制药物的患者。非 HIV 感染者中，PCP 的典型表现为暴发性呼吸衰竭伴发热和干咳；典型影像学特征为双侧弥漫性间质浸润。CMV 感染症状常与其他感染性过程反应重叠，需要结合临床病史、临床表现和实验室数据进行诊断。该病例患者，具有 PCP、CMV 感染危险因素（肝衰竭、正在接受糖皮质激素治疗），有发热、咳嗽伴气短，胸部 CT 新发胸膜下磨玻璃影，感染指标、咽拭子涂片及肺泡灌洗液测序结果均支持 PCP、CMV 肺炎诊断。治疗方面，及时给予抗真菌、抗病毒治疗，患者感染指标好转，康复出院。

段雪飞教授病例点评

　　该病例发病前有用药史，在药物性肝损伤伴自身免疫反应基础上进展至亚急性肝衰竭，当地医院给予保肝、降酶、退黄等常规治疗，病情仍快速进展，入院后在排除激素禁忌证情况下，果断予以糖皮质激素治疗，患者肝脏功能逐渐好转，肝衰竭得以纠正。诊治过程中，考虑到患者为肝衰竭基础且使用糖皮质激素，属于免疫力低下人群，存在机会性感染的高危因素，我们密切观察病情变化，定期监测炎性指标及胸部 CT，针对患者的发热、胸部 CT 异常，尽快完善病原学检查，进行呼吸科、感染科等多学科会诊，及时给予经验性抗感染治疗，并通过肺泡灌洗液二代测序结果明确 PCP 及 CMV 病原诊断，给予精准的抗真菌联合抗病毒治疗，最终感染控制，阻止了病情进展，患者转归良好。

【参考文献】

1. 中华医学会感染病学分会肝衰竭与人工肝学组，中华医学会肝病学分会重型肝病与人工肝学组 . 肝衰竭诊治指南（2018 年版）[J]. 临床肝胆病杂志，2019，35

（1）：38-44.

2. 于艳卉，江锋，薛婧，等 .2021 APASL 药物性肝损伤共识指南解读 [J]. 中西医结合肝病杂志，2021，31（6）：766-768.

3. WHITE P L，BACKX M，BARNES R A. Diagnosis and management of Pneumocystis jirovecii infection[J]. Expert Review of Anti-infective Therapy，2017，15（5）：435-447.

4. EGUCHI H，HORITA N，USHIO R，et al. Diagnostic test accuracy of antigenaemia assay for PCR-proven cytomegalovirus infection—systematic review and meta-analysis[J]. Clinical Microbiology and Infection，2017，23（12）：907-915.

（莫嫣娉）

病例 30　土三七导致肝窦阻塞综合征

病历摘要

【基本信息】

患者，女，58 岁，主因"恶心、呕吐、腹胀 40 余天，反应迟钝 20 天，皮肤黄染加重 1 周"收入院。

现病史：患者入院前 40 余天开始间断出现恶心、呕吐，伴腹胀，未处理。20 天前家人发现其反应迟钝，就诊于当地综合医院，实验室检查肝功能转氨酶、胆红素轻度升高，超声检查提示腹水。15 天前，患者因凝血功能恶化转入 ICU，经抢救治疗 1 周后凝血功能好转，但皮肤黄染、乏力加重。7 天前，患者转院至当地传染病专科医院，给予放腹水、补充白蛋白、抗感染、输血浆、利尿、降血氨、通便及保肝、抗炎等治疗。1 周后自觉腹胀、乏力无改善，黄疸加重，遂来我院就诊。

既往史：高血压病史 5 年、糖尿病病史 1 年，长期服用降压药和降糖药治疗，自诉血压、血糖指标控制尚平稳。发病前 2 个月开始服用自己种植加工的"三七根粉"，发病后停用。否认其他传染病病史，否认食物、药物过敏史，否认手术、外伤史。

个人史、婚育史、家族史、流行病学史：均无特殊。

附外院部分辅助检查结果（表 30-1）。

表 30-1 外院部分辅助检查结果

项目	距离入我院天数								
	20	19	18	14	13	10	9	7	3
TBIL（μmol/L）		44.2	104		80.9	99.3	96.9	233	242
DBIL（μmol/L）	30.4						57.4	195.7	221.8
ALT（U/L）	150	113	150		145	152	139	132.9	133.1
AST（U/L）		93	177		152	153	139	161.6	182.2
GGT（U/L）		378	682		676	638	704	516	468.2
ALP（U/L）		252	335		344	359	402	514	455.3
ALB（g/L）		27.7	26.2		25.1	24.5	26.6	29.4	30
PTA（%）			33	30	43	20.7	43	59	70.4
WBC（×10⁹/L）	10.0	31.68	18.97		11.85	8.59	7.83	8.1	9.45
NE（%）	74.3	91.3	89.1		85.6	78.0	812.3	71.5	77.0

【体格检查】

T 36.1 ℃，P 120 次 / 分，R 19 次 / 分，BP 117/82 mmHg，BMI 28.2 kg/m²。神志清楚，精神弱，蜘蛛痣（－），肝掌（－）。全身皮肤黏膜、双侧巩膜重度黄染。双肺呼吸音粗、未闻及干湿啰音。心界不大，窦性心律，律齐，各瓣膜听诊区未闻及病理性杂音。腹部饱满，腹软，全腹压痛，反跳痛？移动性浊音（＋），脐周静脉无曲张，腹腔留置引流管，腹壁引流口敷料整洁无渗出，引流管通畅，引流液呈黄色、略浑浊。双下肢轻度可凹性水肿。神经系统查体（－）。

【辅助检查】

血常规：WBC 13.21 × 10⁹/L、NE% 73.80%、RBC 4.98 × 10¹²/L、HGB 156.0 g/L、PLT 293.0 × 10⁹/L。肝功能：ALT 129.0 U/L、AST 167.7 U/L、TBIL 277.8 μmol/L、DBIL 208.4 μmol/L、GGT 335.3 U/L、ALP 275.6 U/L、CHE 1226 U/L。CRP 15.70 mg/L。电解质＋肾功能＋血糖＋血氨：K⁺ 4.71 mmol/L、Na⁺ 138.2 mmol/L、Cl⁻ 97.0 mmol/L、Ca²⁺ 2.04 mmol/L、UREA 9.20 mmol/L、CREA 40 μmol/L、NH₃ 63.0 μmol/L。PCT 3.5 ng/mL。糖化血红蛋白：6.90%。肌红蛋白＋肌钙蛋白＋肌酸激酶同工酶：MYO 345.60 ng/mL、hsTnI 0.075 ng/mL、CK-MB 15.70 ng/mL。肿瘤系列：CA199 37.8 U/mL，AFP、CEA、CA153 正

常。乙肝表面抗原、甲肝抗体、丙肝抗体、戊肝抗体均阴性，CMV-IgM 0.80 COI、CMV-IgG ＞ 500.00 U/mL、PP65 阴性。自身抗体：ENA谱、自身免疫性肝病抗体均阴性。腹水常规：外观黄色、比重 1.012、李凡他试验（−）、总细胞 1886/μL、白细胞 386/μL、多核 30%；腹水培养（需氧）：产碱菌某些种，K-B 法药敏比阿培南 19 mm；头孢哌酮钠舒巴坦钠 20 mmI；腹水细胞学：镜下见少量间皮细胞及炎症细胞，未见恶性细胞；反复 2 次血培养阴性。心电图检查：窦性心动过速。入院当日（床旁腹部超声）：肝弥漫性病变，腹水（4.6 cm），胆囊餐后、胆囊内沉积物，脾多发钙化灶，肝动脉阻力指数增高；（子宫附件超声）绝经后子宫、腹水；（超声心动图）左室舒张功能减退。胸部、盆腔 CT 检查：右肺上叶局限性支气管扩张，两肺慢性炎性病变，两侧后肋胸膜增厚，左肾上腺区结节及腹部改变；盆腔积液，请结合临床病史。腹部增强 MRI 检查（图 30-1）：肝实质信号异常，肝淤血可能性大，肝小静脉闭塞？请结合临床；肝内小囊肿，腹水，胆囊息肉，副脾，MRCP 胆道系统显示良好，肝内外胆管未见明显扩张和狭窄。

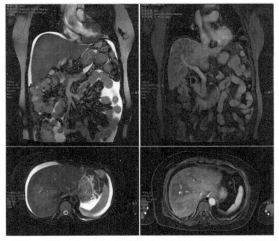

肝实质信号异常，肝淤血可能性大，肝小静脉闭塞？请结合临床；肝内小囊肿，腹水，胆囊息肉，副脾，MRCP 胆道系统显示良好，肝内外胆管未见明显扩张和狭窄。

图 30-1 腹部增强 MRI 检查结果

205

【诊断及诊断依据】

诊断：亚急性肝衰竭；药物性肝损伤 [血管损伤型、急性、RUCAM 6 分（很可能）、严重程度 4 级]；腹水；腹腔感染；支气管扩张；2 型糖尿病；高血压病。

诊断依据：

1. 亚急性肝衰竭：患者急性起病，在起病 3 周左右出现极度乏力、明显消化道症状，之后黄疸迅速加深、PTA 明显下降（最低值为 20%），并出现肝性脑病的症状。依据我国肝病学会的诊疗指南，符合亚急性肝衰竭的诊断。

2. 药物性肝损伤 [血管损伤型、急性、RUCAM 6 分（很可能）、严重程度 4 级]、腹水、腹腔感染：患者中年女性，急性病程，曾在外院诊断为"急性肝衰竭"，但经治疗后病情仍持续恶化，因腹水增多、黄疸升高、腹腔感染加重来院。病因诊断中，外院及我院均多次完善嗜肝病毒、非嗜肝病毒、遗传代谢、免疫抗体等相关检测，已除外病毒性肝炎、遗传代谢性肝病、自身免疫性肝炎等。患者无长期和近期饮酒史，除外酒精性肝病。患者体型肥胖，考虑合并代谢相关脂肪性肝病可能，但脂肪肝导致急性肝衰竭非常罕见，可除外。经反复追问病史，患者发病前 2 个月开始服用自己种植加工的"土三七"，药粉鉴定结果回报千里光族 – 土三七根茎成分。考虑存在药物性肝损伤，结合实验室检查结果，TBIL 逐渐升高（最高值 277.8 μmol/L），腹部增强 MRI 提示肝实质信号异常，肝淤血可能性大，肝小静脉闭塞？诊断药物性肝损伤 [血管损伤型、急性、RUCAM 6 分（很可能）、严重程度 4 级] 明确。患者发病前无严重感染、脓毒症基础，暂不考虑由此引起的急性肝衰竭。

3. 支气管扩张：根据肺部影像学结果，诊断明确。

4. 2 型糖尿病、高血压病：根据既往病史诊断，高血压合并糖尿病，危险分层为很高危。

【治疗及随访】

患者发病后已停用"土三七"，入院后给予病重、一级护理，充分休息，注意口腔卫生，监测体温、排便、尿量和血糖情况，嘱高维生素、适量蛋白饮食，并给予更换腹腔置管、放腹水、补充白蛋白、输注同型血浆及抗感染、保肝、退黄、稳定肝细胞膜、营养支持等综合治疗。经治疗，患者精神状态有所好转，但腹胀、腹水和胆红素趋势未见缓解。入院后第 18 天复查腹部超声回报：肝弥漫性病变伴脂肪变性，腹水（7.5 cm）。

入院后第 20 天，患者乏力略有好转，恶心、呕吐、腹胀减轻，无腹痛，体温正常，实验室检查：血常规 WBC 10.92×10^9/L，NE% 80.41%，RBC 5.01×10^{12}/L，HGB 163.4 g/L，PLT 126.0×10^9/L；肝功能 ALT 86.9 U/L，AST 85.1 U/L，TBIL 338.2 μmol/L，DBIL 276.4 μmol/L，ALB 34.8 g/L，ALP 233.7 U/L，CHE 1587 U/L，GGT 191.4 U/L；凝血功能 PTA 71.00%。虽然患者 PTA、白蛋白水平均较入院有所升高，但病情整体无缓解，胆红素持续不降、腹水无明显消退、感染指标改善不明显。

建议患者和家属考虑肝移植。入院后第 21 天，患者拒绝肝移植回当地医院。之后电话随访获知患者于我院出院后 20 余天死亡。

📋 病例分析

亚急性肝衰竭（subacute liver failure，SALF）起病较急，发病 15 日至 26 周内出现肝衰竭临床表现。我国肝衰竭的主要病因是嗜肝病毒肝炎，尤其是乙型肝炎病毒，其次是药物或肝毒性物质，妊娠急性脂肪肝、自身免疫性肝病、寄生虫感染等也可导致肝衰竭，酒精则常导致慢性肝衰竭。肝衰竭的诊疗中，寻找病因非常重要。

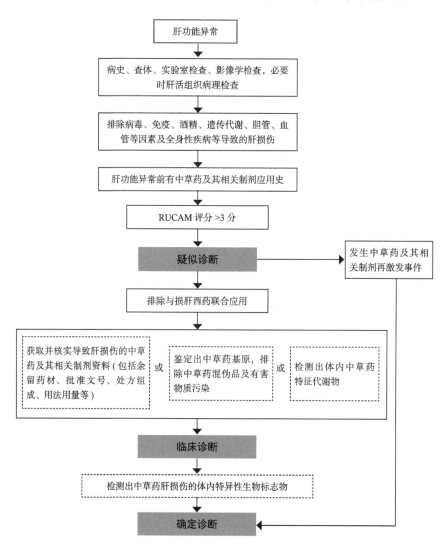

图 30-2 《中草药相关肝损伤临床诊疗指南》（2016）中的诊断流程

药物性肝损伤是由药物本身或（及）其代谢产物、由于特殊体质对药物的超敏感性或者耐受性降低所导致的肝脏损伤，临床上可表现为各种急慢性肝病，轻者停药后可自行恢复，重者可能危及生命。肝窦阻塞综合征（hepatic sinusoidal obstruction syndrome，HSOS）也称肝静脉阻塞症（hepatic veno-occlusive disease，HVOD），是由各种原因导致的肝血窦、肝小静脉和小叶间静脉内皮细胞水肿、坏死、脱落进而形成微血栓，引起肝内淤血、肝功能损伤和门静脉高压的一种肝脏血管性疾病。HSOS 的临床表现特异性不高，往往表现为腹胀、肝区疼痛、腹水、黄疸、肝大等，常被误诊为巴德 - 基亚里综合征、失代偿期肝硬化或急性重型肝炎等疾病。HSOS 病因较多，但在国内外存在显著差异：欧美国家大多发生在骨髓造血干细胞移植预处理后或使用含奥沙利铂的药物化疗后；国内报道以摄入含吡咯生物碱（Pyrrolidine alkaloids，PAs）植物居多，其中又以"土三七（或称菊三七）"最为常见。肝脏是 PAs 损伤的主要靶器官，肝腺泡Ⅲ区肝窦内皮细胞肿胀、损伤、脱落和肝窦的显著扩张、充血均是急性 PA-HSOS 的典型病理改变。多数的 HSOS 可在几周内逐渐消退，但严重病例可进展为非门静脉性肝硬化及多器官衰竭。PA-HSOS 有一些较为典型的影像学表现，常见的有：①腹部增强 CT：肝脏弥漫性肿大，平扫显示肝实质密度不均匀降低；静脉期和平衡期肝实质呈特征性"地图状""花斑样"不均匀强化，门静脉周围出现的低密度水肿带称为"晕征"；尾状叶、肝左外叶受累稍轻，肝静脉周围肝实质强化程度较高，呈现特征性"三叶草征"，肝静脉管腔狭窄或显示不清，下腔静脉肝段受压变细；通常合并腹水、胸腔积液、胆囊壁水肿和胃肠壁水肿等肝外征象。急性期患者较少合并脾大、食管胃静脉曲张等征象。② MRI：平扫可见肝脏体积增大和大量腹水，肝脏信号不均，3 支肝静脉纤细或显示不清；T_2 加权成像表现为片状高信号，呈"云絮状"。动态增强扫描表现为动静脉期不均匀强化，呈"花斑状"，延迟期强化更明显。

治疗方面，目前一般推荐在充分评估出血风险的前提下早期联合使用人重组组织型纤溶酶原激活物和低分子肝素改善肝脏微循环；如果出现大量顽固性腹水可以尝试经颈静脉肝内门体分流术（TIPS）及手术分流，但对预后改善的证据尚不充足；糖皮质激素治疗也需要在获益与风险方面进行权衡；在肝衰竭晚期，仍然强烈推荐进行肝移植手术以改善患者远期预后。除此之外，国际上一般推荐对HSOS患者使用去纤苷治疗，遗憾的是，去纤苷直到2016年才在美国上市，本例患者无法获得类似的治疗方案。

　　本例患者病程进展快，肝功能异常后逐步出现肝性脑病、腹水、腹腔感染和凝血功能障碍，符合亚急性肝衰竭的诊断，但由于病因不明，治疗手段严重受限，一直在对症治疗的同时积极寻找病因。住院医师进行了多轮启发式病史采集，直到入院第3天才得知，患者在发病前服用自己种植加工的"三七根粉"近30天；患者丈夫也提供重要线索，患者母亲与患者同时开始服用，在患者来京前其母因"腹水、黄疸"在当地医院去世。这个重要的线索使我们意识到，该患者很可能是将"土三七"误作"三七"食用，导致了肝窦阻塞综合征。入院17天药粉鉴定结果回报为千里光族－土三七根茎成分，证实了这个猜测。

　　本例患者的诊断过程中，首先排除了病毒性肝炎、自身免疫性肝病和遗传代谢性肝病等造成肝衰竭的可能；同时，影像学检查排除了肝硬化、胆道疾病和巴德－基亚里综合征（Budd-Chiari syndrome，BCS）等肝脏疾病，以及盆腔肿瘤等可能造成腹水的疾病；在询问出患者有用药史后，临床药师参与病例讨论及诊断，发挥了很大的作用。我们将患者提供的药材照片、粉末提供给了主任中药师，临床药师鉴定药材成分并明确病因。腹部增强MRI提示需

笔记

要考虑肝小静脉闭塞，这与我们开始考虑药物因素时设想大致相符。遗憾的是，因患者病情无法进行肝穿刺活检，病理组织层面证据无法获得。本例患者经过积极的综合治疗，一般状况有所好转，但胆红素仍持续升高、腹水无消退，整体病情无好转。因患者放弃肝移植术，最终肝衰竭死亡。

池频频、王琦教授病例点评

该病例是一个结局不良的病例，虽然缺乏直接病理学证据，但在我们抽丝剥茧、详加评判的基础上，病因诊断基本成立。通过总结这个病例我们能够认识到：

1.病因诊断是疾病诊断和治疗的重要环节，病因查找首先从多发病、常见病入手，循序渐进，切勿跳跃性思维、猎奇心理，以免漏诊和误诊。

2.重视病史采集，面对文化程度不高、理解能力有限的患者要采用聊天式、启发式的方法，避免使用医疗术语，尤其对于病因诊断困难的患者，要注意对生活细节的了解。

3.腹水、腹腔感染、肝衰竭是肝病科常见症状，病因判定务必认真、细致，不要被常见病固化思维，思路和视野要开阔，有诊断方向或思路后要坚持挖掘，寻找诊断证据。

4.药物性肝损伤，尤其是中草药致肝损伤的诊断是近年来的热点和难点问题。因缺乏有效的诊断标志物，药物性肝损伤的诊断务必要求细致入微，病史采集、证据收集和整理尤其关键。术业有专攻，要充分发挥临床药师在临床诊断和治疗中的作用。

5.当前广泛认可的 RUCAM 评分诊断路径仍然是一个排除基础

211

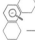

上的评估模式，但是 RUCAM 评分系统对 HSOS 这类血管损伤型药物性肝损伤诊断价值和路径尚需进一步优化。

6. 在导致 HSOS 的三类病因中，因吡咯生物碱导致的病例以东方人群居多。这提示我们要把重点放在预防上面，加强健康教育，引导大众正确理性地认识中医、中药，纠正中草药"无毒"的错误观念，杜绝"自诊、自制，乱服、乱用"的做法，引导大众树立正确的健康理念。

【参考文献】

1. 中华中医药学会肝胆病分会，中华中医药学会中成药分会 . 中草药相关肝损伤临床诊疗指南 [J]. 临床肝胆病杂志，2016，32（5）：835-843.

2. 于乐成，茅益民，陈成伟 . 药物性肝损伤诊治指南 [J]. 实用肝脏病杂志，2017，20（2）：257-274.

3. 中华医学会消化病学分会肝胆疾病协作组 . 吡咯生物碱相关肝窦阻塞综合征诊断和治疗专家共识意见（2017 年，南京)[J]. 中华消化杂志，2017，37（8）：513-522.

4. ZHUGE Y，LIU Y，XIE W，et al. Chinese Society of Gastroenterology Committee of Hepatobiliary Disease. Expert consensus on the clinical management of pyrrolizidine alkaloid-induced hepatic sinusoidal obstruction syndrome[J]. J Gastroenterol Hepatol，2019，34（4）：634-642.

5. VALLA D C，CAZALS-HATEM D. Sinusoidal obstruction syndrome[J]. Clin Res Hepatol Gastroenterol，2016，40（4）：378-385.

6. CHAN S S，COLECCHIA A，DUARTE R F，et al. Imaging in hepatic veno-occlusive disease/sinusoidal obstruction syndrome[J]. Biol Blood Marrow Transplant，2020，26（10）：1770-1779.

（任新华）